Napoléon Ier et ses dentistes

Médecine à travers les siècles

Collection dirigée par le Docteur Xavier Riaud

L'objectif de cette collection est de constituer « une histoire grand public » de la médecine ainsi que de ses acteurs plus ou moins connus, de l'Antiquité à nos jours.
Si elle se veut un hommage à ceux qui ont contribué au progrès de l'humanité, elle ne néglige pas pour autant les zones d'ombre ou les dérives de la science médicale.
C'est en ce sens que – conformément à ce que devrait être l'enseignement de l'histoire –, elle ambitionne une « vision globale » et non partielle ou partiale comme cela est trop souvent le cas.

Dernières parutions

Philippe SCHERPEREEL, *Albert Calmette. « Jusqu'à ce que mes yeux se ferment »*, 2016.
Philippe SCHERPEREEL, *Pietro d'Abano. Médecin et philosophe de Padoue à l'aube de la Renaissance*, 2016.
Bernard DE MARSANGY, *La Psychiatrie vécue au XIXe siècle. Lettres à Louisa*, 2016.
Isabelle CAVÉ, *Etat, santé publique et médecine à la fin du XIXe siècle français*, 2016.
Julien MARMONT, *L'Odontechnie ou l'art du dentiste. Poème didactique et descriptif en quatre chants, dédié aux dames*, 2016.
Patrick POGNANT, *La Folle Clinique sexuelle du professeur P***. De la Belle Époque aux Années folles*, 2016.
Michel CHAUVIN, *Le Geste qui sauve. L'étonnante histoire du défibrillateur cardiaque externe*, 2016.
Henri LAMENDIN, *Docteur Albert Calmette (1863-1933). Pasteurien et co-inventeur du BCG*, 2016.
Xavier RIAUD (dir.), *Médecine à travers les siècles. Entre rencontres et découverte*, 2015.
Xavier RIAUD, *Et si la Seconde Guerre mondiale nous était racontée autrement...*, 2015.
Mathieu RAYSSAC, *Les médecins de l'assistance médicale en Indochine (1905-1939)*, 2015.

Xavier Riaud

Napoléon Ier et ses dentistes

Préface du Dr Philippe Pirnay

L'Harmattan

Du même auteur

La pratique dentaire dans les camps du IIIe Reich,
coll. « Allemagne d'hier et d'aujourd'hui », L'Harmattan, 2002.
Les dentistes allemands sous le IIIe Reich,
coll. « Allemagne d'hier et d'aujourd'hui », L'Harmattan, 2005.
L'influence des dentistes américains pendant la guerre de Sécession (1861-1865),
coll. « Médecine à travers les siècles », L'Harmattan, 2006.
Les dentistes, détectives de l'Histoire,
coll. « Médecine à travers les siècles », L'Harmattan, 2007.
Première Guerre mondiale et stomatologie : des praticiens d'exception…,
coll. « Médecine à travers les siècles », L'Harmattan, 2008.
Plaidoyer pour un enseignement historique de l'Art dentaire,
coll. « Ethique & Pratique médicale », L'Harmattan, 2008.
Étude de la pratique odontologique et de ses déviances dans les camps de l'Allemagne nazie, A.N.R.T., Lille, 2008.
Quand la dent mène l'enquête…,
coll. « Médecine à travers les siècles », L'Harmattan, 2008.
Pionniers de la chirurgie maxillo-faciale,
coll. « Médecine à travers les siècles », L'Harmattan, 2010.
Histoires de la médecine bucco-dentaire,
coll. « Médecine à travers les siècles », L'Harmattan, 2010.
Étude de la pratique dentaire dans les camps de l'Allemagne nazie, entre dérives et thérapeutiques médicales,
Les Editions Universitaires Européennes, Sarrebruck, 2010.
Odontologie médico-légale : entre histoire et archéologie,
coécrit avec le Dr Francis Janot,
coll. « Médecine à travers les siècles », L'Harmattan, 2010.
Dentistes héroïques de la Seconde Guerre mondiale,
coll. « Médecine à travers les siècles », L'Harmattan, 2011.
Chroniques odontologiques des rois de France et de la dynastie napoléonienne,
coll. « Médecine à travers les siècles », L'Harmattan, 2011.
Les dentistes américains dans la guerre de Sécession (1861-1865),
coll. « Médecine à travers les siècles », L'Harmattan, 2e édition, 2012.
Napoléon Ier et ses médecins, coll. « Médecine à travers les siècles »,
L'Harmattan, 2012, Prix de l'AAMSSA 2012.
Histoire indépendentaire,
coll. « Médecine à travers les siècles », L'Harmattan, 2013.
Des dentistes qui ont fait l'Histoire…,
coll. « Médecine à travers les siècles », L'Harmattan, 2013.
Odontologie médico-légale et serial killers, la dent qui en savait trop…,
coécrit avec le Dr Philippe Brousseau,
coll. « Médecine à travers les siècles », L'Harmattan, 2014.
Chirurgie dentaire et nazisme,
coll. « Allemagne d'hier et d'aujourd'hui », L'Harmattan, 2015.
Et si la Seconde Guerre mondiale nous était racontée autrement…,
coll. « Médecine à travers les siècles », L'Harmattan, 2015.

5-7, rue de l'Ecole-Polytechnique, 75005 Paris
http://www.harmattan.fr
diffusion.harmattan@wanadoo.fr
ISBN : 978-2-343-09532-5
EAN : 9782343095325

Préface

Lorsque Xavier Riaud, passionné de l'histoire, travailleur infatigable de l'écriture, m'a aimablement proposé de préfacer son nouvel ouvrage traitant de *Napoléon Ier et ses dentistes*, il ne pouvait soupçonner qu'un rendez-vous était pris depuis bien longtemps pour rencontrer un confrère chirurgien-dentiste, actuel propriétaire de la première incisive supérieure droite permanente de l'empereur Napoléon Ier !
D'ordinaire, un chirurgien-dentiste se fait rémunérer pour extraire une dent. Or, dans ce cas, ce chirurgien-dentiste avait payé, en 2012, 11 000 euros pour acheter une dent !
Mais, quelle dent !

Cette dent, placée par Franceschini-Pietri, secrétaire particulier de l'empereur Napoléon III dans la maison de l'Île-Rousse construite pour accueillir les souvenirs de la famille impériale, était jusque-là restée à l'abri des regards et des curieux.
En 2011, sa descendante, Arlette de Baciocchi-Adorno, qui tient cette dent de son grand-oncle Pietri, décède et ses héritiers décident de se séparer de cette relique. Mon confrère, qui possède d'autres trésors napoléoniens qu'il me présente avec une grande fierté, profite de cette occasion.
Je veux croire que cette dent est celle de l'Empereur. Mais, cela reste une dent et, par ma profession, j'en ai vu d'autres !
Alors, j'ai lu le nouvel ouvrage de Xavier Riaud…

A plus d'un titre, cette lecture m'a ravi.
Comme chirurgien-dentiste, j'ai découvert avec grand intérêt les techniques dentaires du XVIIIe siècle, le Service de santé destiné aux blessés de la Grande Armée…
Comme passionné du grand Empereur, j'ai été enthousiasmé par les chapitres concernant les dentistes personnels de

Napoléon, par les détails sur les soins accordés par l'Empereur à ses dents, à celles de son fils et des impératrices.
Comme amoureux de l'histoire de France, j'ai découvert ce livre très documenté constituant une source d'informations sur la médecine et la santé en général, celle de l'Empereur et celle des Français également.

Cet ouvrage n'est donc pas un livre de plus sur Napoléon Ier. C'est le premier qui traite de tous les sujets afférents à la dent et à la chirurgie dentaire pendant l'épopée napoléonienne. Riche et pertinent, il fera référence.
Mais, ce livre a eu aussi un effet inattendu. En tournant la dernière page, totalement absorbé par l'enthousiasme de l'auteur, je me suis ravisé. Je désirai maintenant savoir si cette incisive était bien la dent de l'Empereur. Ce dernier avait, au cours de toutes ses campagnes et de toutes ses opérations, montré le plus grand intérêt pour ses dentistes et pour ses dents. Aussi, je m'engageai, à mon tour auprès de mon confrère, qui l'a approuvé, à trouver la solution d'une analyse ADN... Napoléon n'a pas fini de faire écrire !
Je souhaite à cet ouvrage et à son auteur tout le succès qu'ils méritent.

Docteur Philippe PIRNAY
Président du Comité national odontologique d'éthique
Ancien président de l'Académie nationale de chirurgie dentaire.
Membre titulaire de l'Académie vétérinaire de France
Lauréat des Académies nationales de médecine, de chirurgie et de chirurgie dentaire
Maître de conférences – Praticien hospitalier.

Avant-propos

Lorsque j'étudie une période, une époque, je me rends compte bien souvent n'avoir abordé qu'un versant de la montagne. Des années après, l'indispensable nécessité d'approcher cet autre versant se fait pressante. Ainsi, en a-t-il été de mes travaux sur la Seconde Guerre mondiale, sur la Première Guerre mondiale et sur l'histoire de l'odontologie médico-légale.

Lorsque j'ai écrit mon livre sur la médecine napoléonienne[1], j'étais convaincu en mon for intérieur qu'il n'y en aurait pas d'autre. Et puis, cet ouvrage a connu un certain succès puisqu'il a été récompensé du prix d'histoire de la médecine militaire de l'Association des amis du musée du service de santé des armées au Val-de-Grâce pour l'année 2012. Un premier prix littéraire, cela marque et il est difficile de réitérer pareille performance. Aborder de nouveau l'Empire, c'était bien évidemment me confronter à l'obligation de devoir faire mieux ou le risque que quelqu'un me le demande. Pourtant, cela n'a jamais été le cas. Il ne s'agit que d'un ressenti personnel.

Si l'approche de mon premier opus sur la médecine napoléonienne en était originale puisque toutes les professions médicales y sont recensées, les Lemaire, Sandeau, Marchioni et autre Ganière sont autant de références incontournables sur la question. Leurs travaux sont légion et reconnus pour leur grande valeur. Mon livre a juste contribué modestement à en étoffer la prestance.

Pourtant, le temps passant, des articles et des articles sur la période après, m'est revenue cette « fameuse » indispensable nécessité d'écrire sur cette épopée napoléonienne qui a tant marqué mon adolescence. Mais, cette fois, les mêmes Lemaire, Sandeau, Ganière et Marchioni n'y trouveront rien à redire

[1] Riaud Xavier, *Napoléon Ier et ses médecins*, L'Harmattan (éd.), Collection Médecine à travers les siècles, Paris, 2012.

puisqu'aucun livre n'a jamais été écrit sur les dentistes de Napoléon et qu'en cela, cet opus est unique.
Pourtant, si cet aspect n'est pas sans m'avoir interpellé, je l'avoue bien honnêtement, il n'est pas le moteur qui m'a insufflé l'énergie indispensable à l'écriture des pages qui suivent. C'est bien cette même passion indéfectible qui me conduit depuis des années à remplir des feuilles blanches et des feuilles blanches des conclusions de mes recherches, qui m'a poussé aujourd'hui à en faire tout autant ici.
C'est donc Napoléon encore une fois qui nous réunit ici, mais, à travers ses problèmes dentaires et ceux de ses proches, et également ses dentistes. C'est l'occasion aussi de faire un état des lieux de la dentisterie à l'orée du Premier Empire : ses lois, ses codes et autres obligations.
Sans omettre les mouvements de la Grande Armée dans toute l'Europe… En effet, les blessures de la face reçues au cours des multiples combats ont généré une chirurgie nouvelle, pour l'époque, celle des « Gueules cassées » qui ont été soignées, la plupart du temps, selon les préceptes du grand chirurgien français Dominique Larrey. Les problèmes dentaires ont bien évidemment fleuri tout au long des marches forcées des grognards de la Garde napoléonienne. Quelles structures ont bien pu être aménagées pour y remédier ?

Des barbiers… aux dentistes sous l'Empire

Jusqu'au XIIIe siècle, la pratique de la petite chirurgie était l'apanage des barbiers qui étaient également responsables de l'avulsion des dents.
Quelques-uns ont étudié plus particulièrement la chirurgie et ont institué une confrérie de « cireurgiens » (Boileau[2], 1268).
Jean Pitard a été le premier chirurgien de Saint Louis, de Philippe le Hardi et de Philippe le Bel. À sa demande, Saint Louis a créé, autour de 1268, la confrérie de Saint-Côme et de Saint-Damien qui définissait et organisait, pour la première fois, le métier de chirurgien.
Toutefois, Pitard a fait interdire en 1301 l'exercice de la chirurgie à certains barbiers, sous réserve d'être examinés par les jurés de Saint-Côme. Cette ordonnance d'interdit est renouvelée en 1311, 1331, 1352 et 1364 (Lamendin, 2006).
En 1311, Philippe le Bel déclare que personne ne peut plus exercer la chirurgie à Paris sans avoir reçu la licencia operandi du chirurgien juré du Châtelet de Paris sous peine de sanction, les licenciés devant, avant d'exercer, prêter serment devant le prévôt de Paris.
En 1331, une ordonnance de Philippe VI demande aux médecins d'avoir des titres suffisants pour exercer.
En 1352, le roi Jean II rend une ordonnance où il exprime sa volonté de condamner toute ingérence perpétrée par des personnes non qualifiées dans le champ médical.
En 1364, Charles V demande que toutes les bannières des praticiens non pourvus de maîtrise et les affiches mensongères soient abolies (Cecconi, 1959).
En 1371, la communauté des barbiers est établie, leurs statuts ayant été approuvés par le roi Charles V. Organisée comme

[2] Etienne Boileau (1200 ou 1210-1270) a été prévôt de Paris, de 1261 à 1271. Il a été nommé à cette fonction par le roi Louis IX.

toutes les communautés d'arts et métiers, elle a à sa tête le Premier barbier et valet du roi qui a le pouvoir octroyé par Charles VII, à partir de 1427, d'instituer un lieutenant chargé de la surveillance du métier, assisté de quatre maîtres jurés qui procèdent à l'examen des aspirants (Lunel, 2008).
En 1372, le même roi autorise les barbiers à faire de la petite chirurgie si elle ne se révèle pas mortelle.
En 1425, les chirurgiens obtiennent un arrêt du Parlement interdisant aux barbiers, toute pratique chirurgicale, y compris celle de l'art dentaire.
En 1484, Charles VIII retire aux femmes, le droit d'exercer la chirurgie. Tout acte de chirurgie leur est ainsi proscrit.
En 1544, François Ier crée la Faculté de chirurgie. Une nouvelle réglementation de l'exercice de l'art dentaire voit le jour.
En 1609, un édit du mois de mai règlemente la profession de dentiste en obligeant ceux-ci à obtenir le titre d' « expert » après examen.
En 1677, un décret confère le titre d'expert à certains apothicaires, mais celui-ci n'est valable que sur Paris. Il ne s'applique à la province qu'en 1730. Ceci est la cause de nombreux procès retentissants qui défrayent la chronique de l'époque.
Toutefois, les Edits royaux de mai 1699 promulgués par Louis XIV distinguent une troisième catégorie de praticiens médicaux après les médecins et les chirurgiens, celle des « experts ». Les dentateurs de toutes sortes deviennent des experts pour les dents. Ils sont soumis à l'autorité du Premier chirurgien et doivent s'acquitter de droits pour exercer (Riaud, 2011).
En 1728, paraît *Le Chirurgien Dentiste ou Traité des dents* de Pierre Fauchard (1677/1678-1761).
En 1743, Louis XV, La Peyronie et Mareschal attribuent les mêmes statuts aux chirurgiens qu'aux médecins.
Le 9 avril 1755, l'arrêt du Parlement de Paris confirme le retrait du droit d'exercer la chirurgie dentaire aux femmes.
En 1768, un extrait des lettres patentes de mai concernant l'art dentaire en France édicte que pour être habilité à exercer cette spécialité, il faut avoir été reçu expert pour les dents par le Collège de chirurgie à la suite d'un certain nombre d'épreuves théoriques et pratiques.

Ainsi, en 1773, la Commission royale de médecine entame un procès à plusieurs ambulants à la requête de trois dentistes dont le Sieur Trip de Versailles.
Le 2-17 mars 1791, un décret, dit décret d'Allarde du nom du député qui en a été le promoteur, accorde le libre exercice de toutes les professions, arts ou métiers.
Le 18 août 1792, un décret de l'Assemblée législative est promulgué qui ordonne la suppression de toutes les institutions médicales enseignantes. Cette loi est confirmée par celle du 8 août 1793 de la Convention nationale qui décrète la fermeture des facultés, des organisations enseignantes et la suppression des académies, et autres sociétés savantes. N'importe qui peut alors exercer la médecine. Aucun diplôme n'est plus requis. La voie est ainsi ouverte au charlatanisme médical (Morgenstern, 2009). Le 4 décembre 1794, Fourcroy fait voter une loi qui vise à instaurer trois écoles de santé à Paris, Strasbourg et Montpellier. La Convention, sans mesurer la portée de son acte, vient de réhabiliter les écoles de médecine, à son corps défendant. Fourcroy met aussitôt en chantier la fondation de ces trois institutions qu'il fait travailler en parfaite corrélation avec les hôpitaux attenants (Lemaire, 1992). Les études y sont gratuites, les enseignants y officient à temps plein et n'obtiennent leurs postes que sur concours. Quant aux diplômes, ils sont nationaux (Lemaire, 1992). L'enseignement hospitalo-universitaire délivré axe sa priorité sur la pratique. Rien n'a changé depuis finalement.
A partir de 1802, Fourcroy milite activement pour une réforme de la médecine. Il a ainsi une large part de responsabilité dans la loi du 19 ventôse an XI (10 mars 1802) qui fixe la durée des études médicales et leurs programmes sanctionnés, à la fin, par des examens, et la soutenance d'une thèse (Grison, 2000 ; Kersaint, 1966). La loi promulguée le 11 avril 1803, dont Fourcroy assume l'entière paternité, voit la création de trois écoles de pharmacie : Paris, Montpellier et Strasbourg. Fourcroy participe activement également à l'enseignement délivré aux étudiants (Viel, 2003).
Une réglementation de la médecine et de la chirurgie voit ainsi le jour. Pourtant, celle-ci oublie complètement l'art dentaire qui est exercé en toute liberté.

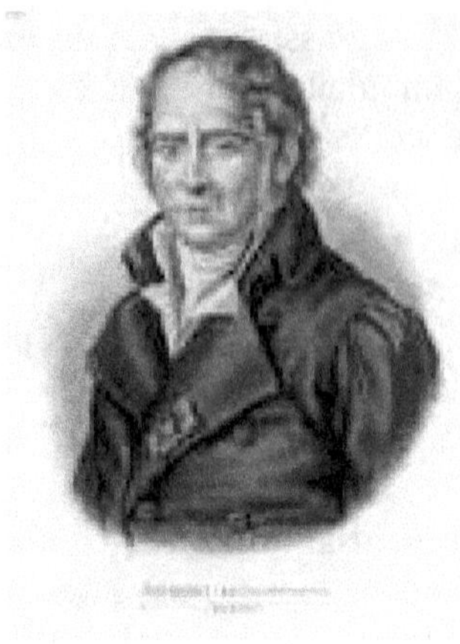

Antoine François Fourcroy[3] (1755-1809) (Corlieu, 1896, BIUS, 2010).

Références bibliographiques :

Bibliothèque interuniversitaire de Santé (BIUS), communication personnelle, Paris, 2010.

Corlieu Auguste, *Centenaire de la Faculté de médecine de Paris (1794-1894)*, Alcan – Baillère – Doin – Masson (éd.), Paris, 1896.

Boileau Etienne, *Le livre des métiers*, Paris, 1268.

Cecconi L. J., *Notes et mémoires pour servir à l'histoire de l'art dentaire en France*, L'Expansion (éd.), Paris, 1959.

Grison Emmanuel, « Fourcroy », in *Bulletin de la Société des amis de la bibliothèque de l'Ecole polytechnique*, avril 2000, vol. 23, http://www.sabix.org, pp. 1-5.

Kersaint Georges, *Antoine-François de Fourcroy (1755-1809). Sa vie, son œuvre*, du Muséum (éd.), Paris, 1966.

Lamendin Henri, *Petites histoires de l'art dentaire d'hier et d'aujourd'hui (Anecdodontes)*, L'Harmattan (éd.), Collection Ethique médicale, Paris, 2006.

Lemaire Jean-François, *Napoléon et la médecine*, François Bourin (éd.), Paris, 1992.

[3] Fourcroy est le fondateur de l'Université impériale en 1808, de l'Ordre des Palmes académiques. Grand réformateur de la médecine en France, il est le père de l'enseignement hospitalo-universitaire. Chevalier en 1803, puis commandeur de la Légion d'honneur en 1804, il est fait comte d'Empire en 1808.

Lunel Alexandre, *La Maison médicale du Roi*, Champ Vallon (éd.), Collection Epoques, Paris, 2008.
Morgenstern Henri, *Les dentistes français au XIXe siècle*, L'Harmattan (éd.), Collection Médecine à travers les siècles, Paris, 2009.
Riaud Xavier, *Chroniques odontologiques des rois de France et de la dynastie napoléonienne*, L'Harmattan (éd.), Collection Médecine à travers les siècles, Paris, 2011.
Viel Claude, « Antoine-François de Fourcroy (1755-1809), promoteur de la loi de Germinal an XI », in *Revue d'histoire de la pharmacie*, 2003 ; 339 : 377-394.

Dentistes et législation à l'aube de l'Empire

Comment devient-on dentiste au XVIIIe siècle ? De tous les historiens de l'art dentaire, c'est François Vidal (2007) qui donne la meilleure des réponses. Ainsi, il affirme : *« À partir de 1772, cette politique, pour une meilleure chirurgie, bénéficie de l'enseignement donné dans les collèges royaux que le Roi a fait construire dans les grandes villes. Les matières de base, physiologie, thérapeutique, y sont enseignées. Comme le futur chirurgien, le futur dentiste reçoit un enseignement ambivalent auprès de son patron et universitaire sur les bancs du Collège de chirurgie. »* De même, précise-t-il : *« L'examen pour le titre d'expert va se passer, non pas au collège, mais dans le cadre restreint de la communauté des chirurgiens, au nombre desquels il y a son patron. Le caractère corporatif de la formation est toujours maintenu. Les matières d'examen, qui sont essentiellement dentaires, sont examinées sur deux jours entiers : théorie et pratique. »* Enfin, François Vidal (2007) termine : *« Ce compromis d'études classiques exigé pour la formation professionnelle, enseignement universitaire et enseignement clinique, explique la qualité des textes publiés par les dentistes du XVIIIe siècle. »*

En 1768, un extrait des lettres patentes de mai concernant l'art dentaire en France édicte que pour être habilité à exercer cette spécialité, il faut avoir été reçu experts pour les dents par le Collège de chirurgie à la suite d'un certain nombre d'épreuves théoriques et pratiques.

« Article 126 : Ceux qui voudront ne s'appliquer qu'à la cure des dents seront tenus avant d'en faire l'exercice, de se faire recevoir au dit Collège de chirurgie en la qualité d'expert, cela existait déjà depuis 1699.

Article 127 : Aucun aspirant ne pourra être admis à la dite qualité d'expert s'il n'a servi deux années entières et consécutives chez l'un des maîtres en chirurgie ou chez l'un des

experts établis dans la ville et faubourgs de Paris, ou enfin, sous plusieurs maîtres ou experts des autres villes pendant trois années.
Article 128 : Seront reçus les dits experts en subissant deux examens en deux jours différents dans la même semaine, ils seront interrogés le premier jour sur la théorie et le second sur la pratique des dits exercices. S'ils sont jugés capables dans ces examens, ils seront admis à la dite qualité d'expert en payant des droits et en prêtant serment entre les mains de notre Premier chirurgien ou de son lieutenant (Caron, 1995). *»*
Le 2-17 mars 1791, une loi, dite décret d'Allarde du nom du député qui en a été le promoteur, supprime les corporations et accorde le libre exercice de toutes les professions, arts ou métiers. En son article 7, ce texte stipule : *« Il sera libre à toute personne de faire tel négoce ou d'exercer telle profession, art ou métier qu'elle trouvera bon ; mais elle sera tenue de se pourvoir auparavant d'une patente, d'en acquitter le prix suivant les taux ci-après déterminés et de se conformer aux règlements de police qui sont ou pourront être faits* (https://fr.wikipedia.org (a), 2015). *»*
Le 14 juin 1791, la loi Le Chapelier, du nom du député qui l'a promulguée, prolonge le décret d'Allarde de façon répressive et le poursuit dans ses objectifs (https://fr.wikipedia.org (b), 2015). Autrement dit, comme le précise Vidal (2007), *« N'importe qui, s'il a une patente* (qu'il aura payée au préalable)*, pourra, du jour au lendemain, exercer la médecine, se dire chirurgien, se dire dentiste. Ce sera la porte ouverte à des abus sans nombre. »* La notion de formation et celle de compétence ont complètement disparu pour laisser la place à la liberté d'entreprendre et à la libre concurrence, deux sous-principes concomitants de ce texte (https://fr.wikipedia.org (a), 2015).
Cette dernière loi contribue, avec le décret du 18 août 1792, à la dissolution de l'Université et des facultés de médecine, au nom du libre exercice de la médecine, sans qu'il soit nécessaire d'avoir fait des études médicales ou d'avoir un diplôme, jusqu'à celle concernant la création des écoles de santé de Paris, Montpellier et Strasbourg, le 4 décembre 1794 (frimaire an III). Mais, celle-ci occulte totalement l'art dentaire qui se trouve abandonné *de facto* au charlatanisme.

Caron (1995) ajoute : *« La loi de l'an III va aussi permettre le contrôle des empiriques. La commission d'instruction publique réunie le 13 vendémiaire an VI, décide que tous ceux qui exercent actuellement l'art de guérir, sans avoir été reçus dans les formes prescrites par les lois anciennes, seront tenus de se présenter dans les trois mois devant un des jurys ou devant une des écoles de Paris, Montpellier ou Strasbourg, pour y subir les examens. Les élèves reconnus capables recevront un certificat ou diplôme signé par les examinateurs. »* Ainsi, tous les anciens médecins, les anciens chirurgiens et les anciens experts pour les dents voient leurs diplômes reconnus officiellement, mais, hélas, certains aspects de cette loi profitent aussi aux charlatans et à des illégaux qui se voient alors conférer un statut de praticien « légitime ».

Pour pallier les carences clairement établies de la loi du 4 décembre 1794, Fourcroy parvient à faire voter une autre loi, celle du 10 mars 1803, qui impose à tout homme qui souhaite exercer la médecine d' *« être examiné et reçu dans l'une des six écoles spéciales de santé »*. Ayant satisfait à cet examen, il portera le titre de docteur en médecine ou de docteur en chirurgie. Idem pour les officiers de santé qui devront être reçus devant des jurys spécifiques (Caron, 1995).

Cependant, un constat demeure : dans ces deux lois, le dentiste n'est jamais mentionné. De fait, il sera à l'abri de toutes les poursuites judiciaires possibles pour les 23 années qui suivront la loi de 1794. Profitant des lois édictées par Fourcroy, de nombreux experts pour les dents en profitent pour devenir des officiers de santé, ce qui fera apparaître un conflit d'intérêts bien réel entre *« les médecins-dentistes et les dentistes patentés »* qui ne prendra fin qu'en 1892, avec la loi Brouardel qui conférera un véritable statut aux chirurgiens-dentistes français (Caron, 1995). Mais, ceci est une tout autre histoire…

<u>Références bibliographiques</u> :

Baron Pierre, « Dental Practice in Paris », in *Dental Practice in Europe at the End of the 18th Century*, sous la direction de Christine Hillam, Rodopi (ed.), Amsterdam, 2003.

Caron Philippe, « La législation des arts de guérir au début du XIXe siècle », in *Actes de la SFHAD*, 1995 : 13-16.

https://fr.wikipedia.org (a), *Décret d'Allarde*, 2015.

https://fr.wikipedia.org (b), *Loi Le Chapelier*, 2015.
Vidal François, « Regards sur l'histoire de l'art dentaire de l'époque romaine à nos jours », in *www.academiedentaire.org*, 2007, pp. 1-32.

Etat des lieux des techniques dentaires au XVIIIe siècle

Brièvement, pour comprendre la chirurgie dentaire pratiquée chez Napoléon, il est indispensable de procéder au préalable à un état des lieux des techniques dentaires préconisées à l'époque. Bien évidemment, il ne peut être exhaustif.

La nécessité d'une hygiène dentaire et les problèmes liés à la consommation du sucre sont déjà connus.
Robert Bunon, pressenti pour la survivance de la charge de Capperon en tant que dentiste du roi en 1748, mais décédé avant, dans son *Essay sur les maladies des dents* paru en 1743, en interdit la consommation aux enfants parce que, dit-il : *« la viscosité du sucre s'attache aux gencives et en bouche les pores ; et qu'il y a d'ailleurs un sel corrosif, fort pernicieux pour les dents. »*
Bourdet nous informe, dans son livre intitulé *Soins faciles pour la propreté de la bouche et la conservation des dents* (1759), que l'usage excessif de sucre contribue à la destruction des dents et insiste également sur le fait qu'après en avoir consommé, il faut se rincer la bouche avec de l'eau tiède afin *« d'enlever le suc visqueux qui s'attache aux dents et dont l'acidité les gâte. »* Bourdet (1759) toujours donne des consignes d'hygiène dentaire très précises qui seront reprises plus tard pour beaucoup par Napoléon.
« Il faut tous les matins commencer par bien se gratter la langue. Il faut passer un cure-dents de plume entre toutes les dents pour enlever le sédiment qui s'y forme pendant le sommeil et pour dégorger le sang arrêté dans les pointes des gencives. On doit ensuite se bien nettoyer les gencives et les dents avec une petite éponge que l'on aura trempée dans de l'eau tiède. Il est bon, tous les trois ou quatre jours, de se servir d'une petite racine, bien douce, pour emporter la crasse qui ternit la dent.

Les personnes qui ont à portée d'avoir du bon vin blanc s'en serviront au lieu de l'eau pour se laver la bouche. Elles porteront le doigt pour frotter la gencive. On usera d'un opiat fait avec de l'os de seiches incorporé avec du miel de Narbonne et on en prendra sur le bout du doigt. Les gencives ainsi frottées se dégageront. »

Les réimplantations et transplantations dentaires sont courantes et décrites dans toute l'Europe par tous les dentistes connus :
- En 1754, Lécluse obture avec du plomb des molaires extraites qu'il réimplante ensuite. Il aurait fait 300 opérations du même type la même année.
- En 1771, John Hunter, dans *The Natural History of the Human Teeth*, transplante la dent saine d'une personne vivante dans la crête d'un coq. Quelques mois après, le coq est tué et Hunter remarque que la dent est fixée au tissu et la circulation. Il vient de découvrir l'ostéointégration sans en comprendre l'implication.
- En 1786, Bourdet, dans son livre *Recherches et observations sur l'art du dentiste*, publie quatre observations. Les dents sont plombées hors de la bouche sans traitement canalaire et réimplantées. Il faut des sujets en bonne santé (Gauthier, sans date ; Vidal, 2007).

Les prothèses dentaires se développent :
- En 1756, Philipp Pfaff, dentiste allemand, coule les premiers modèles en plâtre (Zimmer, sans date).
- En 1788, Dubois de Chémant publie sa *Dissertation sur les avantages des nouvelles dents et rateliers artificiels incorruptibles et sans odeurs* où il fait état de son invention des dents en porcelaine. Cette invention sera contestée par Dubois Foucou, dentiste du roi, devant les tribunaux. Ce dernier est débouté le 26 janvier 1792. Il doit même payer les frais de procédure.
- Laforgue publie *Théorie et pratique de l'art dentaire. L'art du dentiste ou manuel des opérations qui se pratiquent sur les dents, et de tout ce que les dentistes font des dents artificielles, obturateurs et palais artificiels* en 1802 (Gauthier, sans date).

Fauchard, en 1728, dans *Le Chirurgien Dentiste ou Traité des dents,* avait déjà décrit les contentions et les obturateurs palatins.

Zimmer (sans date) précise qu'en 1740, ce dernier recommande les dentiers à ressorts.

Les implants connaissent aussi quelques avancées :
- En 1804, Bell étudie les réactions tissulaires à divers métaux.
- En 1807, lors de la parution de son livre *Manuel de l'art du dentiste*, Maggiolo décrit l'implantation d'une dent conçue avec un alliage d'or à 18 carats (Gauthier, sans date).

Pour calmer la douleur :
- Des saignées dentaires sont réalisées pour soulager.
- Un emplâtre à base d'un grain d'opium est placé directement dans la dent douloureuse.
- Des bains de bouche à base de grain d'opium, de pyrèthre cuite dans du vinaigre sont préconisés.
- La fameuse mouche sur le visage des nobles est à la base un emplâtre dentaire : un grain d'opium est placé à hauteur de la dent douloureuse et recouvert d'un morceau de taffetas noir (Riaud, 2011).
- Bourdet (1759) préconise l'emploi du clou de girofle comme calmant et antiseptique.

Si l'avulsion dentaire est évidemment fréquente, les caries sont aussi soignées. Ainsi, Vidal (2007) précise : « *Bunon affirme que : "Les dents touchées de carie étant limées et plombées, à propos, sont préservées de ses progrès et sauvées. Si elle est profonde, il faut en arrêter la progression, en grattant avec des excavateurs les parties noires, molles. La partie malade éliminée, on la nettoie et on imprègne la cavité d'essence de cannelle ou de girofle, à l'aide d'un coton."* » Le même auteur (2007) ajoute : « *Certains dentistes parisiens, particulièrement adroits, appliquaient le fer rouge sur la partie limée. On la desséchait et on la rendait insensible. La cavité bien préparée, on la comblait avec du plomb ou de l'étain bien tassé. Le plombage, à l'aide de feuilles d'or bien pressées, donnait de bons résultats, fonctionnels et esthétiques. Cette manœuvre demandait beaucoup de soins si on voulait que le plombage tienne bien. Si la carie est profonde, que le fond de la cavité est douloureux, le "bouton de feu" brûlera la "superficie du nerf", après quoi, on pourra plomber.* »

Bourdet (1759) est favorable à l'aurification des dents. *« Après avoir nettoyé la cavité, on la remplit avec de l'étain ou du plomb, mais je préfère des feuilles de l'or le plus fin, qu'on fait battre exprès et, chaque fois qu'on les emploie, on les fait chauffer sur une pelle. Les feuilles d'or dont se servent les doreurs sont beaucoup trop minces ; il faut que le nôtre ait plus d'épaisseur. L'or quand il est doux, bien battu et qu'on a soin de le chauffer, tient aussi bien que l'étain ; il a de plus l'avantage de ne pas noircir et de ne pas altérer la couleur des dents... Pour les dents antérieures, il faut encore préférer l'emploi de l'or. »* Il généralise l'utilisation de l'or aux prothèses dentaires.

Quant au détartrage, il se fait alors manuellement avec des rugines.

La notion d'éthique médicale est clairement abordée par Laforgue (1763-1823), dentiste français, en 1802, dans son livre intitulé *Théorie et pratique de l'art dentaire. L'art du dentiste ou manuel des opérations qui se pratiquent sur les dents, et de tout ce que les dentistes font des dents artificielles, obturateurs et palais artificiels. « Les petits ramoneurs à Paris sont ordinairement d'excellente santé, la pauvreté et l'ignorance du prix de leurs dents les portent à se les laisser arracher pour de l'argent. S'il y a probité chez les dentistes, ils n'entreprennent point ces opérations. Ils évitent les mutilations dont la justice devrait les punir. »*

Pour ce qui est de la publicité des dentistes au XIXe siècle, Laurence Guellec (2014) affirme : *« La médecine du XIXe siècle est parfois une science, peut-être un art et certainement un commerce où se côtoient honnêtes praticiens et charlatans douteux. Nombreux sont les médecins, les dentistes plus encore, à recourir aux ressources de la publicité : pour ce qui concerne la publicité « déclarée », affiches murales, annonces dans la presse et prospectus ; du côté de la publicité déguisée, les fameuses « réclames », terme qui désigne à l'origine les articles élogieux insérés – au prix fort pour l'annonceur – dans la partie éditoriale du journal. Ni loi ni code de déontologie ne les interdisent formellement... » « Les livres eux-mêmes accueillent*

des annonces en fin de volume ou, publications opportunistes à visée vulgarisatrice, construisent des renommées. »
En 1825, Julien Marmont, par exemple, publie *L'Odontotechnie ou l'art du dentiste, poème didactique et descriptif en quatre chants dédiés aux dames*. En le dédiant *« aux dames »*, Marmont souhaite bien évidemment s'adresser à cette clientèle tout spécifiquement. La mention « chez l'auteur » avec l'adresse personnelle démontre que ce poème est une publication auto-promotionnelle (Marmont, 2016).

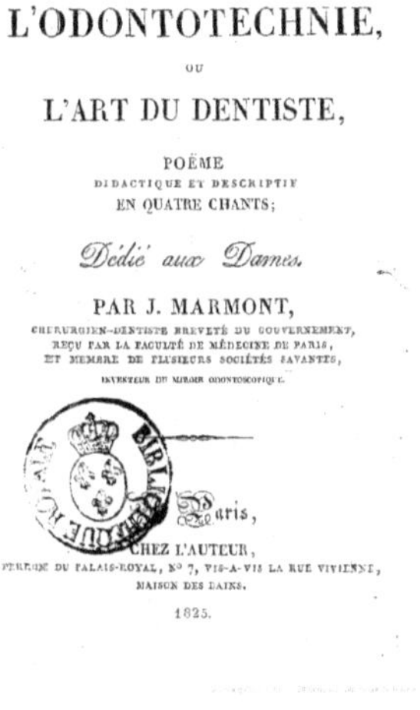
L'ODONTOTECHNIE,

OU

L'ART DU DENTISTE,

POËME
DIDACTIQUE ET DESCRIPTIF
EN QUATRE CHANTS;

Dédié aux Dames.

PAR J. MARMONT,
CHIRURGIEN-DENTISTE BREVETÉ DU GOUVERNEMENT,
REÇU PAR LA FACULTÉ DE MÉDECINE DE PARIS,
ET MEMBRE DE PLUSIEURS SOCIÉTÉS SAVANTES,
INVENTEUR DU MIROIR ODONTOSCOPIQUE.

Paris,
CHEZ L'AUTEUR,
PERRON DU PALAIS-ROYAL, N° 7, VIS-A-VIS LA RUE VIVIENNE,
MAISON DES BAINS.

1825.

Couverture du livre de Julien Marmont (BIU Santé).

<u>Références bibliographiques</u> :

BIU Santé, communication personnelle, Paris, 2016.
David Clément, *Hygiène bucco-dentaire du XVII*[e] *au XIX*[e] *siècle en France*, L'Harmattan (éd.), Collection Médecine à travers les siècles, Paris, 2010.
Gauthier Robert, « Histoire de l'implantologie », in *www.anatomieimplantologie.com*, sans date.
Guellec Laurence, « Le commerce de la science : poésie scientifique et rhétorique publicitaire », in Louâpre M., Marchal H. & Pierssens M. (éd.), *La Poésie scientifique, de la gloire au déclin*, www.epistemocritique.org, 2014, pp. 339-359.
Laforgue L., *Théorie et pratique de l'art dentaire. L'art du dentiste ou manuel des opérations qui se pratiquent sur les*

dents, et de tout ce que les dentistes font des dents artificielles, obturateurs et palais artificiels, Paris, 1802.

Marmont Julien, *L'Odontotechnie ou l'art du dentiste, poème didactique et descriptif en quatre chants dédié aux dames*, Réédition du livre de 1825, commentée par les Drs Jean-Pascal Durand & Xavier Riaud, L'Harmattan (éd.), Collection Médecine à travers les siècles, Paris, 2016.

Riaud Xavier, *Chroniques odontologiques des rois de France et de la dynastie napoléonienne*, L'Harmattan (éd.), Collection Médecine à travers les siècles, Paris, 2011.

Vidal François, « Regards sur l'histoire de l'art dentaire de l'époque romaine à nos jours », in *www.academiedentaire.org*, 2007, pp. 1-32.

Zimmer Marguerite, « Petite histoire de l'art dentaire du XVIIIe siècle à 1950 », in *Actes de la Société française d'histoire de l'art dentaire*, Paris, sans date.

Comparatif entre les émoluments des médecins et des dentistes napoléoniens

Selon Lemaire (1992 & 2003), *« Pour Napoléon, lorsqu'un chevalier de la Légion d'honneur brigue le titre de chevalier de l'Empire, il doit justifier de 3 000 F par an de revenus. En effet, ainsi, la distinction remise à l'impétrant est méritée et ne se verra pas galvaudée un jour. Un électeur, de même un baron d'Empire, doit recevoir 4 000 F de salaire imposable par an. Pour entrer au Conseil d'Etat, c'est de 6 000 F dont il s'agit. (...) Pour donner quelques repères, un colonel, un sous-préfet ou encore les chambellans au bas de l'échelle perçoivent la modique somme de 6 000 F par an. Un général, un archevêque ou un inspecteur des ponts et chaussées, quant à eux, se voient attribuer une solde de 10 à 12 000 F par an. Sous le règne de Napoléon, un homme riche est un homme qui est rétribué à cette dernière hauteur. »*

Ainsi, Jean Nicolas Corvisart, premier médecin de l'Empereur, reçoit 50 000 F par an pour son exercice. Il faut ajouter 10 000 F de dotation en tant que baron de l'Empire, 30 000 F au service de Napoléon et 3 000 F en tant que professeur à la Faculté de médecine de Paris (Lemaire, 1992 & 2003). De son côté, Alexis Boyer, premier chirurgien de l'Empereur, gagne 40 000 F par an pour son exercice. Il convient d'ajouter 15 000 F au service de l'Empereur, 3 000 F en tant que professeur à la Faculté de médecine de Paris et 2 000 F en tant que chef de service à La Charité. En 1812, il perçoit une prime de 80 000 F pour la seule opération de Suchet (Lemaire, 1992 & 2003). Antoine Dubois, médecin consultant de la Cour impériale, quant à lui, perçoit 3 000 F par an et 100 000 F de prime pour l'accouchement de Marie-Louise dont 15 000 F pour sa seule intervention. Devenu baron de l'Empire, il dispose d'une rente de 4 000 F par an qui passe vite à 9 000 F (Ganière, 1988). Jean Joseph Dubois-

Foucou, dentiste de l'Empereur, obtient un salaire de 600 F par an au service de Napoléon (Rousseau (a) & (b), sans date). Enfin, Antoine François Fourcroy se voit attribuer, par l'Empereur, une rente annuelle de 10 000 F avant sa mort (Feltgen, 1994).

A Sainte-Hélène, Napoléon affirme que Corvisart prenait un napoléon à ses malades à chaque visite[4], ce qui fait 20 F par visite, soit approximativement 200 F par jour (De Las Cases, 1999). Pour rappel, un napoléon est une pièce d'or française de 20 francs contenant 5,80644 grammes d'or pur, créée le 28 mars 1803 par Bonaparte, alors premier consul (http://fr.wikipedia.org, 2010).
Selon Lemaire (1992 & 2003), *« Portal, en 1809, lui demande 12 F par visite. Il reçoit, en 1789, la somme de 43 000 F et en 1809, 30 000 F de revenus. Broussais lui demande 5 F par visite, à son apogée, en 1812. Laënnec, quant à lui, reçoit la somme de 3 000 F comme médecin de l'oncle de Napoléon, le cardinal Fesch, et voit ses honoraires en constante progression de 1807 à 1813, puisqu'ils passent de 2 400 F à 11 000 F. Dupuytren se déplace à Bruxelles en 1809, pour opérer une lésion bénigne au pied du marquis de la Tour du Pin. Il y demeure deux jours et dort là-bas. Pour son opération chirurgicale, il demande 20 000 F d'émoluments, le paiement de la chaise de poste, 2 000 F pour son assistant et un cadeau pour sa femme. »*
En 1839, Julien Marmont, dentiste à Paris, demande 5 F pour une saignée buccale, ce qui constitue des honoraires très importants et ce qui traduit aussi qu'il soigne une patientèle privilégiée (Marmont, 1839).
Ceci pour les médecins de la capitale.

En campagne, les choses sont bien différentes. Selon Lemaire (1992 & 2003), *« dans la Somme, en 1809, Renou, officier de santé, perçoit 50 centimes par visite de jour et 1 F de nuit*

---

[4] Fantine, la maman de Cosette, dans *Les Misérables* (1862) de Victor Hugo, accepte de vendre ses deux incisives centrales supérieures pour un napoléon d'or chacune à un bateleur dentiste qui est séduit par son sourire. Cet épisode serait survenu en 1821.

jusqu'à 6 heures du matin. « Pour avoir ôté une dent », il demande 60 centimes, 75 pour une saignée et 12 F pour un accouchement. Un autre, Lemaire dans l'Aisne, la même année, demande le même prix pour une saignée, 35 centimes pour une visite de jour et 6 F pour un accouchement. Pour lui, les extractions dentaires ont un coût plus important : 1 F à 1,50 F. Cette majoration, est-elle liée à la complexité de l'acte ? A cela, il faut comptabiliser une indemnité kilométrique qui serait estimée à 50 centimes par kilomètre, le rayon d'action du médecin s'évaluant en dizaines de kilomètres. »

Selon Lemaire toujours (1992 & 2003), *« en ville, quand des impayés surviennent, la première attitude de choix est la patience. Attendre le décès du patient pour réclamer les honoraires aux héritiers. Larrey, pour des soins chirurgicaux délivrés à l'ambassadeur de Perse, ira les réclamer au ministère des Relations extérieures en 1808. Sans succès. Corvisart lui-même a été concerné par ce manquement. (...) Pour des impayés, les petites sommes sont généralement perdues. Le juge de paix n'est requérable que pour un montant allant jusqu'à 200 F. Au-dessus, c'est le tribunal de première instance qui légifère jusqu'à 1 500 F. Pour des petites sommes, aucun expert n'est sollicité, mais pour des montants élevés, le patient peut contester la légitimité des soins et c'est au praticien d'en prouver la nécessité. »*

Selon le même auteur (1992 & 2003), *« en campagne, les choses sont là encore différentes. Le médecin est un notable et il n'y a pas forcément d'autre médecin à des kilomètres à la ronde. Aussi, les paysans sont-ils très à cheval sur le règlement de ce qu'ils doivent au praticien. Mais, quelquefois, le paiement est en nature : des œufs, des volailles, etc. Cela peut aller jusqu'à des heures de travail au service du médecin : réfection de locaux, entretien de jardin, etc. »*

En définitive, les tarifs sont librement fixés par le praticien qui se fait payer directement par le patient. David Jacotot (2005) précise : *« La notion de profession libérale, comme modèle de distribution des soins, s'affirme, selon les auteurs, à la fin du XIXe siècle. Les conditions d'exercice sont alors les suivantes : une relation à deux, entre le praticien et son patient. Ce dernier paye les honoraires fixés librement par le praticien en fonction de sa richesse. Aussi, lisons-nous souvent des auteurs écrire que "les honoraires versés par les riches permettent de soigner les pauvres sans exiger d'eux une contrepartie". Le professionnel libéral gère également son temps comme il l'entend : il est libre en ce sens qu'il est indépendant. »*

En Angleterre, John Hunter (1728-1793), dentiste auteur du livre *The Natural History of the Human Teeth* (1771), est très libéral. Lorsqu'on lui demande ce qu'on lui doit, il répond simplement : *« Fixez cela vous-même ; vous êtes le meilleur juge de ce que vous pouvez faire ; je ne veux point vous priver des adoucissements de la vie. »* Il refuse tout argent des ecclésiastiques, des auteurs et des acteurs. Il restitue les trop fortes sommes d'argent quand il apprend que les gens qui lui ont donné celles-ci sont dans le besoin (Hunter, 1839).

Références bibliographiques :

De Las Cases Emmanuel, *Mémorial de Sainte-Hélène*, Le Grand Livre du Mois (éd.), 4 tomes, Paris, 1999, réédition de la première version de 1822.

Feltgen, « Antoine François de Fourcroy », in *CHU – Hôpitaux de Rouen*, séance du 16 mars 1994, www3.chu-rouen.fr, pp. 1-15.

Ganière Paul, « Dubois Antoine (1756-1837), médecin », in *Revue du Souvenir napoléonien*, décembre 1988 ; 362 : 51-52.

https://fr.m.wikipedia.org, *Napoléon (monnaie)*, 2010, pp. 1-3.

Hunter John, *Œuvres complètes*, Firmin Didot frères, Paris, t. I, 1839.

Jacotot David, « Le praticien et les conditions d'exercice actuelles », in *Bull. Acad. Natle Chir. Dent.*, 2005 ; 48 : 45-51.

Lemaire Jean-François, *Napoléon et la médecine*, François Bourin (éd.), Paris, 1992.

Lemaire Jean-François, *La médecine napoléonienne*, Nouveau Monde/Fondation Napoléon (éd.), Paris, 2003.

Marmont Julien, *L'Esthioménie, procédé découvert depuis l'année 1807,...*, chez l'auteur, Turin, 1835 ou Milan, 1839.

Rousseau Claude (a), « Histoire de l'aménagement opératoire du cabinet dentaire – Le coffret d'instruments de chirurgie dentaire de Napoléon, l'énigme de son testament », in *Actes de la Société française d'histoire de l'art dentaire*, sans date, pp. 1-5.

Rousseau Claude (b), « Histoire de l'aménagement opératoire du cabinet dentaire – L'énigme posée par l'attribution à Louis XVIII ou à Charles X d'un « nécessaire à dents » de Pierre-François Grangeret », in *Actes de la Société française d'histoire de l'art dentaire*, sans date, pp. 1-7.

Couteliers au service de l'Empereur

L'Empereur ayant résidé dans la capitale principalement, ou aux alentours, seuls les couteliers de cette région ayant pu fabriquer des brosses à dents qui auraient servi à Napoléon ou des instruments dentaires utilisés par son dentiste seront évoqués ici.

Martin-Guillaume Biennais (1764-1843) est né le 29 avril 1764, dans la paroisse de Saint-Sauveur de la Cochère dans l'Orne. Orphelin de père et de mère dès 1783, il monte rejoindre son cousin André François Chéron à Paris.
Le 20 avril 1788, Martin achète une boutique de tabletier pour un montant de 3 200 livres. Cet argent provient de la vente de la maison maternelle. Il est reçu Maître tabletier en septembre 1788. La même année, il se marie avec Rosalie Maheu qui décède un an plus tard en laissant derrière elle une petite fille. Il se remarie le 8 septembre 1789 avec Marie-Anne Gaudin.
En 1790, après s'être agrandi, moyennant la somme de 2 000 livres, il obtient un droit au bail de 9 ans (Dion-Tenenbaum, 2005).
Son échoppe est située au n° 511 de la rue Saint-Honoré et prend l'enseigne du Singe violet. Il y fera toute sa carrière. Proche du Palais des Tuileries, cette proximité sert favorablement ses commandes.
Après 1793 et la loi abolissant toutes les corporations, il perd son titre de « Maître » et devient « marchand tabletier » (Dion-Tenenbaum, 2005).
D'après Rousseau (1998) et Dion-Tenebaum (2005), *« Dans les statuts accordés le 30 juillet 1507 à la Communauté, les maîtres sont qualifiés de "peigniers-tabletiers-tourneurs et tailleurs d'images d'ivoire". Les statuts de 1741 leur donnent le droit de fabriquer des bâtons d'éventails, les tables à jeux et de travailler l'ivoire et par voie de conséquence de fabriquer les*

dentiers. On qualifie alors ces tabletiers de "remetteurs de dents d'ivoire". »
Le même Rousseau (1998) ajoute : *« Citons les nombreux jeux : dames, échecs, dominos, bilboquet, solitaire, trictrac, loto, etc. ; les peignes en corne en ivoire ou en écaille ; de la petite ébénisterie tels que pupitres, commodes et secrétaires d'enfant ; mais aussi des pots à tabac des bonbonnières, des gardes vues (abat- jours) différentes pièces sculptées en ivoire et plusieurs douzaines de brosses à bouche, brosses à dents ainsi que des cure-dents et des gratte-langues. »*
D'ébénisterie, ses activités s'étendent à l'orfèvrerie sous le Consulat. Il rencontre Bonaparte, encore général, pour la première fois en 1798. Il lui vend son premier nécessaire. Leurs échanges commerciaux se poursuivent sous le Consulat puisque le Premier Consul lui achète un meuble en 1800.
Sa carrière suit une ascension rythmée par les bouleversements politiques. Ainsi, dans le discours prononcé à ses funérailles en 1843, on apprend : *« Le général Bonaparte, à son retour d'Égypte, voulut monter sa maison. Il ne possédait encore d'autre fortune que sa gloire ; aussi, les négociants auxquels il s'adressa d'abord refusèrent de lui vendre à crédit. Biennais eut plus de confiance dans l'étoile du jeune général, et il lui fit des fournitures considérables sans s'occuper de l'époque où elles lui seraient remboursées. Napoléon fut reconnaissant de cette marque de confiance, et, devenu empereur, il prit Biennais pour son orfèvre* (Dion-Tenenbaum, 2005). »
En 1801 ou 1802, Biennais fait insculper un poinçon, pour lequel il choisit à nouveau un singe comme symbole. Joséphine et le Premier Consul sont de fervents clients. L'activité de Martin glisse lentement, mais sûrement, vers l'orfèvrerie. Ses travaux sont dorénavant signés de la mention : *« Biennais Orfèvre du Premier Consul ».*
« À l'exposition des produits de l'industrie de 1806, si Biennais présente, outre des pièces d'orfèvrerie, un nécessaire et une pièce d'ébénisterie, c'est néanmoins dans la seule section orfèvrerie que le jury commente ses œuvres et lui accorde une médaille d'or (Dion-Tenenbaum, 2005). »
Biennais maîtrise toutes les étapes de fabrication, mais n'hésite pas à avoir recours à l'orfèvre Genu jusqu'à sa mort qui survient en 1810.

En 1807, il commande à 60 employés et diversifie son travail aux décorations. Il prend en charge la fabrication de la toute nouvelle Légion d'honneur, puis des sabres d'apparat livrés à la famille de l'Empereur.
Il se retire des activités en 1821. C'est une retraite véritable. Tous les notables de l'Empire sont passés chez lui (Empereur, famille de l'Empereur, maréchaux, généraux, ministres, noblesse d'Empire, etc.).
Son successeur et rival à qui il vend ses affaires, Jean-Charles Cahier, fait faillite en 1830.
Il est enterré au Père-Lachaise (57ème division).

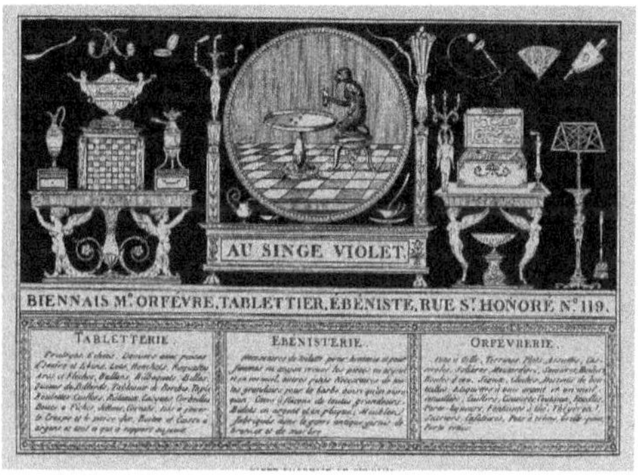
AU SINGE VIOLET.
BIENNAIS Md ORFÈVRE, TABLETTIER, ÉBÉNISTE, RUE St HONORÉ N° 119.
TABLETTERIE
ÉBÉNISTERIE
ORFÈVRERIE

Carte d'adresse de Biennais (domaine public).
Sur la droite, un nécessaire de toilette posé sur une table.

Ce qui nous intéresse, comme Rousseau (1998) le signale si justement : *« Ce sont pourtant ses "nécessaires" qui constituent la grande réussite de Biennais et qui lui valent de devenir le fournisseur de l'Empereur, de la famille impériale et de la plupart des souverains d'Europe. Le terme de nécessaire correspond aux coffrets de bois rares, toujours creusés dans la masse, facilement transportables, contenant un maximum d'objets dans un minimum d'espace. »*
Rousseau (1998) ajoute : *« L'habileté de Biennais se surpasse dans ce domaine où les nombreuses pièces s'encastrent en un véritable puzzle dans les logements creusés dans l'acajou, la loupe de thuya ou d'amboine. Sa formation de tabletier le prédisposait à exceller dans la confection des nécessaires où Biennais prend plaisir à rassembler d'une façon harmonieuse*

les matières les plus diverses : l'or, l'argent, le cuivre, l'acier, la nacre, l'ivoire, l'écaille, le cristal, le bois, voir le velours et le maroquin. »
Son nécessaire le plus célèbre demeure celui que l'Empereur avait avec lui à Ulm et à Austerlitz (1805). Composé de 103 éléments (objets de toilette, service de table, etc.), il constitue le plus important jamais ouvert par l'Empereur.

Pierre-François Grangeret naît à Paris, le 23 janvier 1776. Le 7 octobre 1803, il est locataire à l'hôpital de l'Unité, rue des Saints-Pères. En 1806, il est locataire de l'hôpital de la Charité, au 45, rue des Saints-Pères. Pierre-François lui fournit des instruments de chirurgie dès 1803. En 1805-1806, un poinçon d'orfèvre lui est accordé (Rousseau (a), sans date). En 1806, il devient le coutelier attitré de l'Empereur (Martin, 2013). Il fournit alors *« des instruments de chirurgie au service de santé, au premier chirurgien, à Dubois-Foucou, le dentiste de Napoléon, et aux hôpitaux de la Marine* (Rousseau (b), sans date). *» « A compter de 1813, son activité est résolument tournée vers la production d'instruments chirurgicaux* (Rousseau (b), sans date). *»* Après l'abdication de Napoléon, Grangeret poursuivra ses affaires avec les rois et les plus grandes personnalités de la Cour. Louis XVIII ne lui tiendra jamais rigueur d'avoir travaillé pour Napoléon (Rousseau (b), sans date). Il meurt à Paris, en 1832.

Jean-Pierre Martin (2013) estime à 67, le nombre de couteliers qui ont exercé dans la capitale tout au long du XIXe siècle.

Références bibliographiques :
Dion-Tenenbaum Anne, « Martin Guillaume Biennais : une carrière exceptionnelle », in *Annales historiques de la Révolution française*, 2005 ; 340 : 47-55.
Martin Jean-Pierre, *Instrumentation chirurgicale et coutellerie en France, des origines au XIXe siècle*, L'Harmattan (éd.), Collection Médecine à travers les siècles, Paris, 2013.
Rousseau Claude, « Histoire de l'aménagement du cabinet dentaire – L'instrumentation : les « outils à dents » des nécessaires de Biennais. L'énigme du nécessaire dentaire de

l'Empereur de la Fondation Napoléon », in *Actes de la Société française d'histoire de l'art dentaire*, Saint Malo, 1998, pp. 1-7.
Rousseau Claude (a), « L'instrumentation : Les "Grangeret", quatre générations de couteliers-orfèvres parisiens », in *Actes de la Société française d'histoire de l'art dentaire*, sans date, pp. 1-7.
Rousseau Claude (b), « Histoire de l'aménagement opératoire du cabinet dentaire – L'énigme posée par l'attribution à Louis XVIII ou à Charles X d'un « nécessaire à dents » de Pierre-François Grangeret », in *Actes de la Société française d'histoire de l'art dentaire*, sans date, pp. 1-7.

Napoléon Ier, Napoléon II et leurs dents

Napoléon Ier

Il serait né avec des dents (Lamendin, 2006). Des témoins affirment que Bonaparte aurait connu une dame à Toulon qui s'en serait éprise *« rien qu'à cause de ses dents »*. Soldat, il se cure les dents avec un cure-dents en buis. L'Electrice de Wurtemberg (1766-1828) dit de son sourire qu'il est *« prévenant »* et *« enchanteur »*. Chateaubriand (1768-1848), écrivain romantique et homme politique, affirme que : *« Son sourire est caressant et beau. »* Sa bouche semble *« belle avec des lèvres égales et serrées, tout particulièrement dans la mauvaise humeur. Elle sait par contre s'ouvrir dans un large sourire lorsqu'il veut séduire. Ses dents sans être rangées régulièrement sont très blanches et en très bon état* (Aiolfi, 2009). *»* Constant, le domestique de Bonaparte, fait état des belles dents de son maître à son retour d'Egypte (Lamendin, 2000). En 1798, Bonaparte, qui n'est encore que général, achète son premier nécessaire à dents (Tallandier, 1843).

Alexandre Dumas ne pense-t-il pas de même en parlant de Bonaparte au lendemain du 18 brumaire : *« Il avait la même prétention pour ses dents ; les dents en effet étaient belles, mais elles n'avaient point la splendeur des mains* (Dumas, 2006). *»*

« Napoléon a des tics récurrents. » Notamment, quand il est soucieux, il relève régulièrement *« l'épaule droite pendant que sa bouche dévie à gauche par une légère crispation* (Aiolfi, 2009). *»*

L'hygiène corporelle de Napoléon est très méthodique et méticuleuse. Le brossage des dents en est une étape particulièrement prisée. L'Empereur dispose à cet effet de plusieurs « nécessaires à dents » conçus par Biennais. Ainsi, à Ulm et à Austerlitz, Napoléon dispose d'une cassette de campagne dont il se serait servi au matin de ces deux batailles, qui comporte notamment des objets de toilette et certainement

une brosse à dents dont il ne se séparait jamais. C'est le plus important jamais utilisé par lui. Il est composé de 103 pièces. En 1810, l'Empereur possède un nécessaire essentiellement composé de rugines à détartrer, coffret qui est d'ailleurs réparé par Grangeret, le célèbre coutelier, cette année-là (Rousseau, 1998). D'après le même Claude Rousseau (1998), des pièces d'hygiène dentaire sont toujours présentes dans les nécessaires de voyage ou de toilette de Martin-Guillaume Biennais.
A sa mort, par testament, il le donnera à son fils.
De plus, il dispose en la personne de Jean-Joseph Dubois-Foucou d'un opérateur pour les dents qui a officié de 1806 à 1813, sur sa personne (SOP, 2006).
D'après F. Masson, l'un des plus grands historiographes de Napoléon, l'entretien que ce dernier apporte à ses dents est tel qu'il a *« toutes ses dents belles, fortes et bien rangées* (Lamendin, 2000). *»* Il ajoute : *« ...Il curait soigneusement ses dents avec un cure-dents en buis, puis les brossait longuement avec une brosse trempée dans de l'opiat, revenait avec du corail fin, et se rinçait la bouche avec un mélange d'eau-de-vie, et d'eau fraîche. Il se raclait enfin la langue avec un racloir d'argent, de vermeil ou d'écaille. »*
« Les ablutions terminées, il se nettoyait soigneusement les dents, il les brossait longuement avec une brosse trempée dans un opiat d'une composition spéciale, puis il se rinçait la bouche avec un mélange d'eau-de-vie et d'eau fraîche (Cabanès, 1921). *»*
Jamais durant son règne, le monarque ne semble avoir eu recours aux services de Dubois-Foucou, excepté pour des nettoyages.
En 1810, Marie-Louise offre à Napoléon, en cadeau de mariage, des produits et des instruments pour les soins de la bouche.
En 1815, lors de son embarquement vers l'île de Sainte-Hélène, le capitaine Maitland, qui commande le H.M.S. Bellerophon, observe : *« Les yeux sont gris clair, les dents sont bonnes* (Lamendin, 2002). *»* Un autre officier, Senhouse, présent à ce moment-là, dit qu'il a alors *« des yeux bleus clairs et de vilaines dents. »* Lady Malcolm voit Napoléon, quant à elle, avec *« des yeux clairs ou gris, de bonnes dents blanches et égales, mais petites. »* Bunbury, lui, affirme : *« Il a des yeux gris, ses dents sont vilaines et malpropres. »* Lord Rosebery déclare également

que : *« Les dents de l'Empereur sont mauvaises et sales, mais il les montre très peu. »* Enfin, Augustin Cabanès (1928) rapporte de son côté que : *« Napoléon mange du suc de réglisse qui aurait à la longue noirci ses dents. »* Il ajoute que : *« Cette assertion mériterait confirmation. »*

Dans le *Mémorial de Sainte-Hélène*, Las Cases décrit les détails minutieux de la toilette de Napoléon. Après la barbe et le nettoyage du visage, en dernière partie, *« ...Vient ensuite l'histoire des dents... »* Las Cases est banni de Sainte-Hélène, en décembre 1816. Il fait également allusion aux *« symptômes scorbutiques »* dont Napoléon a souffert sur cette île (Las Cases, 1999). Pendant son exil, l'Empereur a souffert d'abcès dentaires qui semblent venir de sa dent de sagesse supérieure droite extrêmement mobile (Balcombe, 1898). Dans le *Mémorial de Sainte-Hélène*, Las Cases situe le premier épisode de fluxion dentaire au samedi 26 octobre 1816.

« Je l'ai trouvé, la tête empaquetée d'un mouchoir,... « Quel est le mal le plus vif, la douleur la plus aiguë ? » demandait-il. Je répondais que c'était toujours celle du moment. « Eh bien ! C'est donc le mal de dents », m'a-t-il dit. En effet, il avait une violente fluxion ; sa joue droite était enflée et fort rouge... Je me suis mis à lui chauffer alternativement une flanelle et une serviette qu'il appliquait tour à tour sur la partie souffrante, et il disait en ressentir beaucoup de bien. » Le dimanche 27, «... Ses douleurs de tête et de dents étaient extrêmement vives. La fluxion n'avait nullement diminué... » Le 30, « L'Empereur aujourd'hui n'a pas été mieux... Sur le soir, le docteur est arrivé ; il portait plusieurs gargarismes innocents, disait-il ; mais il n'en a pas eu moins de peine à en trouver l'emploi. L'Empereur avait beaucoup de boutons sur les lèvres, dans la bouche et jusque dans le gosier ; il avait beaucoup de peine à avaler, même à parler, disait-il. » Le jeudi 31, « ...Il souffrait beaucoup, surtout des boutons qui couvraient ses lèvres... » Le 2 novembre 1816, « ...il avait une fluxion décidée... » Le mardi 5, « ...La guérison de sa bouche avançait ; mais ses dents demeuraient encore fort sensibles... » Le samedi 9, « ...L'Empereur, à dîner, était fort bien, très content et même gai ; il se félicitait d'avoir passé sa dernière crise sans s'être soumis à la médecine, sans avoir payé tribut au docteur (Las Cases, 1999)... »

A cette époque, le baron Sturmer, envoyé de l'Autriche à Sainte-Hélène, écrit à Metternich : *« Il est en bonne santé et menace de vivre longtemps. »* Plus loin, il ajoute : *« Il a une fluxion des gencives* (Lamendin, 2000). *»*
Barry O'Meara, son médecin irlandais, signale aussi, à cette occasion, des symptômes de scorbut. En 1817, tantôt l'Empereur a les jambes enflées, tantôt le scorbut envahit ses gencives. En juillet, il présente une nouvelle fluxion du visage consécutive à ses mauvaises dents. Le médecin veut lui en arracher une *« qui branle. »* Napoléon refuse l'opération. En novembre, O'Meara note : *« Il s'est plaint d'une douleur dans la joue droite, qui provenait de sa dent malade. Ses gencives étaient spongieuses et saignaient au plus léger attouchement. »* Quelques jours plus tard, il écrit : *« L'Empereur souffre des gencives ; les siennes sont spongieuses. »* Puis, *« la partie droite des mâchoires est considérablement tuméfiée. »* Malgré tout, Napoléon finit par accepter (SOP, 2006). Le médecin effectue l'extraction après avoir fait asseoir l'Empereur par terre. Le lieutenant-colonel Gorregner, secrétaire personnel de Sir Hugues Lowe sur Sainte-Hélène, rapporte : *« Il* (le général Bonaparte) *a perdu récemment une dent* (la dent de sagesse). *Ce fut la première opération chirurgicale qui ne fut jamais exécutée sur sa personne et, en cette circonstance, sa conduite fut loin d'être courageuse. Pour pouvoir procéder à l'extraction de la dent malade, le docteur O'Meara, fut obligé de le faire maintenir par terre. Depuis ce temps, il se plaint beaucoup et garde la chambre où, malgré la chaleur de la saison, il exige qu'on fasse du feu. Il reste ainsi à cuire pendant des heures* (Rousseau, 1998)*... »* C'est la première dent enlevée à Napoléon. Jusque-là, il n'en avait presque jamais souffert. Pour le Français, *« cette dent était à peine gâtée et aurait pu être plombée. »* Ceci est tiré d'un rapport du baron Sturmer. A l'occasion de cette intervention, Betsy Balcombe se serait exclamée : *« Comment ! Vous vous plaignez de la douleur causée par une opération de si peu d'importance ! Vous qui avez assisté à d'innombrables batailles et passé à travers une pluie de balles, vous qui avez été blessé plus d'une fois ! J'en ai honte pour vous. Mais, peu importe, donnez-moi cette dent* (Bastien & Jeandel, 2005) *!... »* Montholon date cette intervention au 16 novembre 1817.

Pour lutter contre le scorbut, O'Meara fait appel aux plantes antiscorbutiques (fumeterre, cochléaria, etc.) et à un opiat dentifrice contenant les mêmes plantes triturées avec de la conserve de rose (Lamendin, 2000).

Dans un rapport en date du 9 juillet 1818, O'Meara rapporte que : « *Les derniers jours de septembre (1817), (...) les gencives* (de l'Empereur) *ont pris une apparence spongieuse, scorbutique ;... 1er octobre 1817. (...) Trois molaires étaient attaquées. Je jugeai d'après cette circonstance qu'elles devaient en partie être la cause des affections inflammatoires des muscles et des membranes de la mâchoire. Je pensais en outre qu'elles avaient produit le catarrhe. Je les arrachai à des intervalles convenables... Je conseillai pour détruire l'apparence scorbutique qu'avaient prise les gencives, l'usage de légumes, des acides. Je réussis. Elle disparut, reparut encore et fut dissipée par le même moyen... Langue presque constamment blanche* (Antommarchi, 1825)... » D'après le maréchal Bertrand, Napoléon connaît d'autres problèmes dentaires après janvier 1818, mais il reste très vague.

« *Napoléon s'apercevait, depuis 1818, du dérangement rapide de sa santé. (...) L'humidité de son appartement (...) lui avait occasionné des maux de dents et un violent catarrhe. Il suspendit tout traitement médical depuis le 25 juillet, refusa le chirurgien qu'on voulait lui imposer et resta pendant cinq mois sans remède* (Anonyme, 1842). »

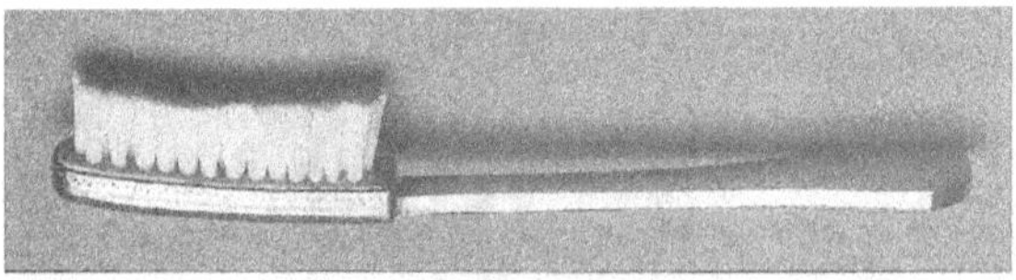

Brosse à dents du général Bonaparte (Agence photographique Réunion des Musées Nationaux, photo Bricart Nicolas-Pierre, 2007, © RMN).

Cette brosse à dents est exposée au château de Malmaison (92). Le manche est vermeil, les poils en sanglier et la tête vissée interchangeable. Il porte, sculpté, le « N » impérial.

Il est constaté une brosse à dents dans tous les nécessaires de campagne de l'Empereur. C'est le cas de celui qui appartient au musée Carnavalet à Paris. Il est l'œuvre de Biennais, un orfèvre-tabletier, qui l'a achevé en 1805. Ce nécessaire a été remis, par Napoléon, au général Bertrand qui devait le transmettre au roi de Rome à l'occasion de ses seize ans. Ne pouvant le faire, le militaire l'a légué à la ville de Paris, en 1840 (Bogopolsky, 1995).

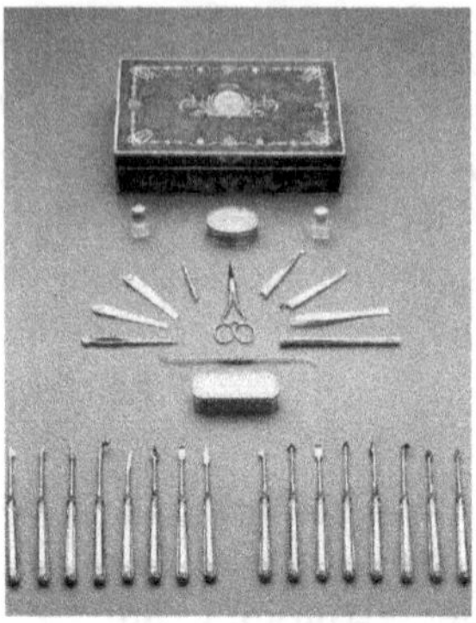

Nécessaire à dents de Napoléon (Fondation Napoléon, catalogue *"Trésors de la Fondation Napoléon"*, Paris, 2007, © Fondation Napoléon).

Un autre nécessaire aurait été *« acquis par la famille de Rotshschild auprès d'un soldat qui l'aurait subtilisé dans les bagages du train de Napoléon en 1815, à la bataille de Waterloo* (Rousseau, 1998). *»*

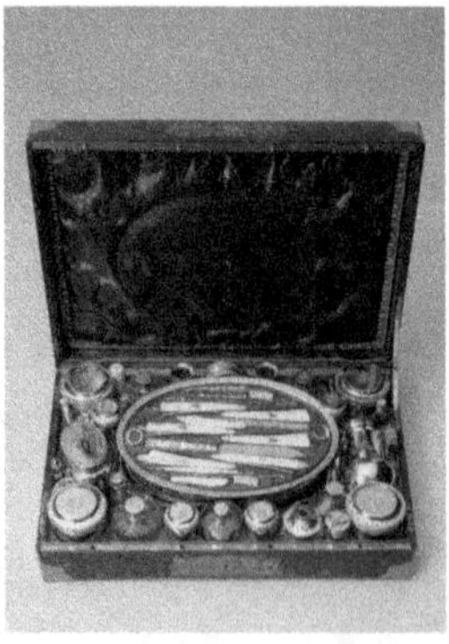

Nécessaire de voyage de Napoléon Ier, qui a appartenu après au tsar de Russie, Alexandre Ier, conçu en 1807, par Biennais et Pierre-Benoît Lorillon, maître-orfèvre, exposé au musée du Louvre à Paris. Ce coffret présente deux brosses à dents (Agence photographique Réunion des Musées Nationaux, photo Jean-Gilles Berizzi, Paris, 2009, © RMN).

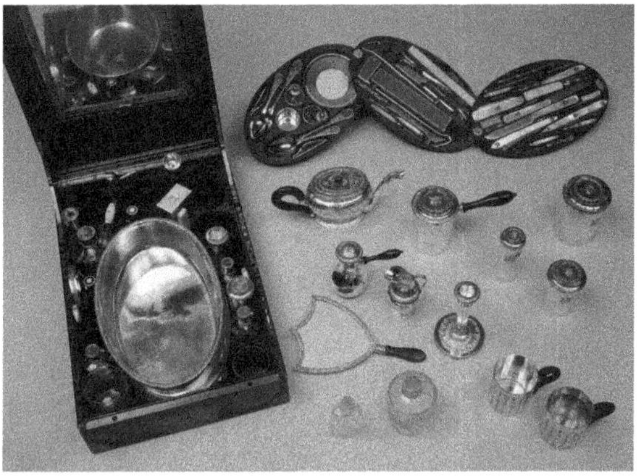

Nécessaire de toilette de Napoléon Ier, conçu par Biennais, avec une brosse à dents en haut à droite, exposé au château de Fontainebleau (Agence photographique Réunion des Musées Nationaux, photo Christian Jean, Paris, 2009, © RMN).

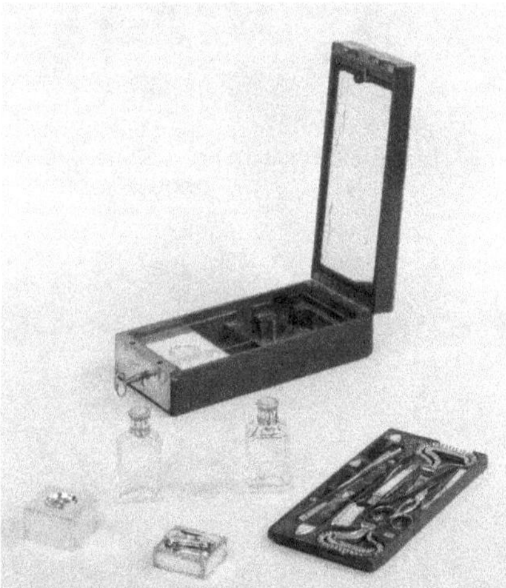

Petit nécessaire de l'Empereur, conçu par Biennais, présentant une brosse à dents, exposé au château de Fontainebleau (Agence photographique Réunion des Musées Nationaux, photo Gérard Blot/Jean Schormans, Paris, 2009, © RMN).

Ces deux derniers nécessaires sont dits de « portemanteau », plus facilement transportables que les grands nécessaires en vermeil ou en argent. Napoléon en a acheté plus de douze qui ont coûté chacun 400 francs de l'époque. Il aurait offert le dernier ci-dessus à Las Cases en octobre 1815, à Sainte-Hélène. A ce sujet, l'Empereur lui aurait tenu ces propos : *« Il y a bien longtemps que je l'ai, je m'en suis servi le matin de la bataille d'Austerlitz* (Aiolfi, 2009). *(...). »*

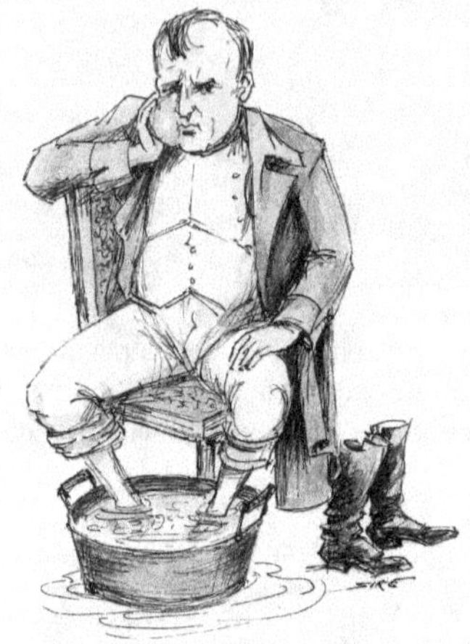

Napoléon Ier avec un abcès dentaire à Sainte-Hélène en 1816 (Robert Sire, 2009).

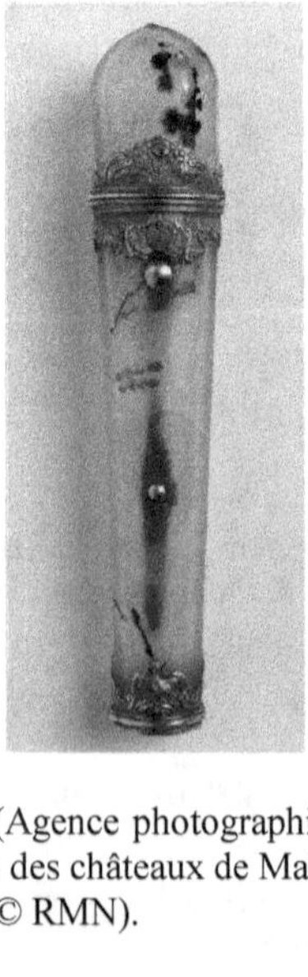

Etui à cure-dents de Napoléon (Agence photographique Réunion des Musées Nationaux, Grand Palais (musée des châteaux de Malmaison et de Bois-Préau) photo Gérard Blot, Paris, 2016, © RMN).

Napoléon II

Napoléon François Joseph Charles Bonaparte naît le 20 mars 1811. Il est le fils de Napoléon Ier (1769-1821) et de l'archiduchesse Marie-Louise d'Autriche (1791-1847). Le jeune prince reçoit dès sa naissance le titre de roi de Rome (https://fr.wikipedia.org, 2007).

L'Empereur aime son fils profondément. Sa bouche serait belle et en arc (Aiolfi, 2009).

Napoléon rencontre Madame de Montesquiou (1765-1835) qui porte son fils près de l'Orangerie, à Saint-Cloud (Cabanès, 1953). Il lui demande si son fils se porte bien. La gouvernante de répondre : *« (...) Parfois, il se montre grognon, pleure. Ses dents sans doute le tourmentent... »* L'Empereur aurait rétorqué : *« C'est laid un roi qui pleure. »*

Le 25 octobre 1811, le *Moniteur* annonce en ces termes que le fils de l'Empereur vient de voir sortir sa première dent de lait : *« [Le] Roi de Rome est à Saint-Cloud depuis le retour du voyage de Compiègne ; sa première dent de lait vient de percer. Le travail de la dentition s'est fait sans occasionner aucune altération de sa santé qui continue d'être très bonne* (Delage & Papot, 2011). *»*

Au retour d'un voyage en Belgique, l'impératrice Marie-Louise retrouve son fils *« bien fortifié, ayant quatre dents... mais maigre et pâle, ce qui provient de la dentition. »*

L'Empereur, tout entier à sa campagne de Russie, trouve le temps de demander des nouvelles de la santé de son fils. Ainsi, écrit-il à Mme de Montesquiou : *« J'espère que vous m'apprendrez bientôt que ses quatre dernières dents sont faites. »*

Revenant de Dresde, Marie-Louise retrouve son fils qui a 16 mois, à Saint-Cloud. *« Il a quinze dents, mais ne parle pas. »*

En 1813, l'Impératrice écrit : *« Mon fils se porte à merveille... Il a toutes ses dents depuis trois mois. »*

Marie-Louise a vécu aux côtés de l'Empereur pendant 4 années, de 1810 à 1814. De 1813 à 1814, l'Autrichienne écrit une série de lettres à Napoléon où elle fait notamment état des problèmes de santé bucco-dentaire de son fils (De Maar, 1981). Elles ont été publiées par le baron Carl-Fredrik Palmstierna en 1955. Ce dernier en a fidèlement retranscrit le contenu dans le français de l'époque.

8 février 1814 : *« Il se porte assez bien, il a eu une rage de dents ce matin, elle l'a bien fait souffrir pendant plus de trois quarts d'heure. Il a déjà deux dents gâtées, cela me désole* (Palmstierna, 1955). *»*
25 février 1814 : *« Il a eu ce soir une rage de dents assez forte qui l'a bien fait souffrir, mais il n'y a pas de remède à cela, cela vient d'une dent gâtée. Dubois parle de l'arracher, mais il n'y aura jamais moyen de le déterminer à cette opération, car quand on lui parle seulement de mettre du coton dans la dent, il pousse des cris affreux. »*
L'enfant demeurant en France à cet instant, il s'agit bien de Dubois-Foucou, le dentiste personnel de Napoléon, et non d'Antoine Dubois, le chirurgien qui a accouché Marie-Louise en 1811, comme le laisse entendre Palmstierna (1955).
27 février 1814 : *« Il va très bien ce soir, il a dormi jusqu'à 6 heures ce matin, il étoit encore bien grognon, je l'ai attribué à son mal aux dents qui le prend bien souvent... »*
28 février 1814 : *« Il se porte à merveille, il a encore un peu de malaise hier soir, mais cela n'a été l'affaire que d'une demi-heure. »*
29 février 1814 : Il n'y a plus aucun problème.
2 mars 1814 : *« Ce matin encore ton fils n'étoit pas bien, ses dents le tourmentent beaucoup, il a des rages de dents à chaque instant, je crains que ses dents gâtées ne lui préparent encore de longues souffrances. »*
3 mars 1814 : *« Ton fils se porte bien, il a bien dormi toute la nuit et il a été fort gai le reste de la journée. Je crois que sa petite indisposition est tout à fait guérie, pourvu que ses vilaines dents le laissent en repos, car elles l'ont bien fait souffrir depuis quelque temps. »*
13 mars 1814 : *« Ton fils t'embrasse, il a eu des rages de dents dans la journée, mais ce soir il se porte bien et il est gai. »*
14 mars 1814 : *« Ton fils va bien, il t'embrasse, ses rages de dents sont tout à fait passées. »*
16 mars 1814 : *« Il se porte assez bien, il a toujours un peu mal aux dents. »*
18 mars 1814 : *« Ton fils t'embrasse, il se porte très bien, quoi qu'il a dit qu'il souffroit des dents, nous avons découvert que très souvent, il se plaignoit sans avoir un mal réel, mais depuis que je lui ai déclaré que la promenade étoit fort contraire aux*

fluxions et que l'on seroit obligé de le priver de ce plaisir, son mal a disparu d'un coup envolé et il n'en est plus question ce soir. »

20 mars 1814 : *« Tu as pensé un peu à ton fils et moi, ce premier t'embrasse, il se porte assez bien, il a encore par moment des rages de dents, mais ce sont des dents gâtées qui le feront encore souffrir bien souvent. »*

25 mars 1814 : *« Il a parlé plusieurs fois de ses maux de dents, mais comme il s'en plaignoit tout en riant, je n'y avois pas ajouté grande foi, car l'expérience a prouvé que c'étoit probablement un prétexte sinon même un tour d'espiègle. »*

3 août 1814 : *« Je t'ai mandé que j'ai de bonnes nouvelles de la santé de ton fils, j'en ai encore reçues hier, il ne s'est jamais mieux porté qu'à présent ; excepté les maux de dents qui le tourmentent* (Palmstierna, 1955). »

En juillet 1817, la baronne de Montet (1785-1866) écrit du jeune prince qu'il *« est ce qu'on peut voir de plus joli ; c'est dommage que ses dents soient noires et déjà affreuses* (Du Montet, 1914). »

L'Aiglon avait un menton fort, caractéristique, propre aux Habsbourg (Palmstierna, 1955).

Enfin, l'*Etat B* du testament de l'Empereur écrit le 24 avril 1821 à Longwood, qui fait l'*Inventaire des effets laissés chez M. le comte de Turenne*, stipule : *« Je donne à mon fils le nécessaire d'or pour les dents resté chez le dentiste* (Antommarchi, 1825). » D'après Claude Rousseau (1998), il semblerait que le nécessaire dentaire de Biennais de la Fondation Napoléon puisse correspondre à celui légué à son fils, par le Corse. Par ailleurs, l'Aiglon disposait de ses propres nécessaires de toilette.

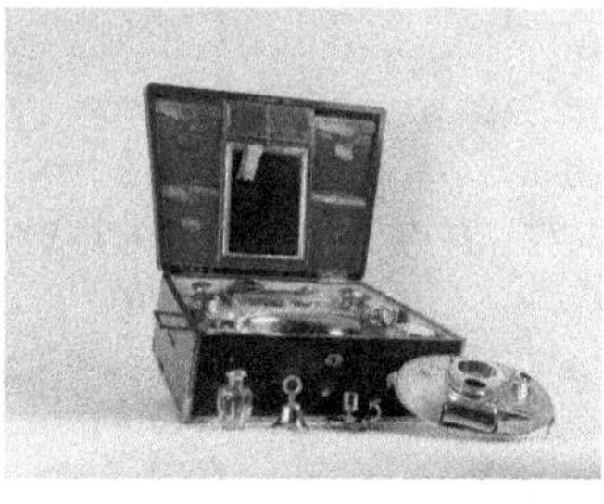

Nécessaire de toilette du roi de Rome (Agence photographique Réunion des Musées Nationaux, photo Musée de l'Armée, Paris, 2009, © RMN).

Concernant la mort de l'Aiglon, il existe plusieurs théories. Beaucoup d'historiens affirment qu'il aurait été empoisonné. Certains pensent que le produit létal aurait été administré par son médecin, mais d'autres suggèrent qu'il proviendrait de son chirurgien-dentiste et que ce dernier *« aurait été payé pour empoisonner lentement le duc, en lui arrangeant ses dents. »*

Un grand quotidien parisien publie le 11 août 1910 un récit d'où naît une rumeur effroyable (Cabanès, 1953). C'est le prince Napoléon, le fils du roi Jérôme, qui aurait fait cette confidence à Madame Judith alors sociétaire du Théâtre-Français (Lamendin, 2000).

« ... L'accord s'était fait entre la Cour de Vienne et la monarchie française, le fils de Napoléon n'était plus d'aucune utilité dans les calculs diplomatiques et l'éveil subit de son âme devenait un danger européen. Metternich décida sa mort. Ce crime, c'est la duchesse Stéphanie de Bade, cousine de Napoléon Ier, qui me l'a appris. Elle avait une femme de chambre qu'elle aimait beaucoup. Quand celle-ci fut sur le point de se marier, sa maîtresse, pour lui témoigner son affection, lui constitua une grosse dot. L'ex-femme de chambre épousa un dentiste renommé en Autriche (Carabelli).

Quelque temps après, elle tomba malade. Déjà moribonde, elle fit demander à la duchesse de venir à son chevet pour recueillir une importante confidence. Et quand son ancienne maîtresse fut près d'elle, elle lui dit : « Vous aurez sans doute intérêt à savoir la vérité sur la mort du duc de Reichstadt, puisqu'il était de votre famille. Vous réglerez votre conduite à l'égard de certains personnages sur l'avis que je vais vous donner.

C'est mon mari qui a tué le fils de l'impératrice Marie-Louise ; il m'en a fait l'aveu. Il soignait les dents du jeune duc. Un jour, le prince Metternich l'appela et lui parla sans témoins. Il lui demanda s'il ne pouvait pas, par plusieurs piqûres empoisonnées, faites aux gencives et espacées sur le cours d'une année au moins, tuer lentement le fils de Napoléon Ier. La mort paraîtrait ainsi l'effet d'une maladie de langueur. Il lui promettrait de l'enrichir pour le récompenser. Mon mari accepta ce marché abominable et l'exécuta. Telle est la confession que j'avais à vous faire (Cabanès, 1953). *»*

Qui est Carabelli ? Georg Carabelli von Lunkaszprie (1787 ou 1788-1842) est le premier médecin à avoir donné à partir de

1821, à Vienne, en Autriche, des cours magistraux sur la dentisterie. Il est dentiste à la Cour de l'empereur autrichien Franz et fondateur d'une clinique de stomatologie à l'université de Vienne. Dans un traité d'anatomie dentaire qu'il publie en 1842, il décrit un tubercule sur la face palatine des premières molaires supérieures. Il en précise la description dans un second travail qui paraît après sa mort, en 1844. Ce relief a conservé le nom de son découvreur (https://en.m.wikipedia.org, 2007).

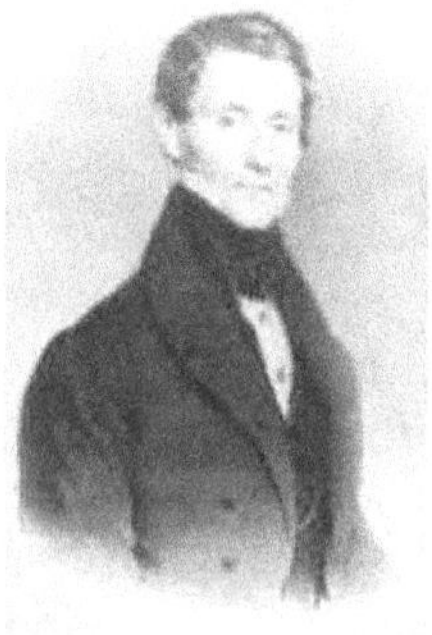

Georg Carabelli von Lunkaszprie (1787 ou 1788-1842).

<u>Références bibliographiques</u> :

Agence photographique Réunion des Musées Nationaux, photo Bricart Nicolas-Pierre, Paris, 2007.

Agence photographique Réunion des Musées Nationaux, photo Berizzi Jean-Gilles, Paris, 2009.

Agence photographique Réunion des Musées Nationaux, photo Blot Gérard/Schormans Jean, Paris, 2009.

Agence photographique Réunion des Musées Nationaux, photo Christian Jean, Paris, 2009.

Agence photographique Réunion des Musées Nationaux, photo Musée de l'Armée, Paris, 2009.

Agence photographique Réunion des Musées Nationaux, Grand Palais (musée des châteaux de Malmaison et de Bois-Préau) photo Gérard Blot, Paris, 2016.

Aiolfi Xavier, *Après tout, je ne suis qu'un homme... Napoléon intime*, SPE Barthélémy (éd.), Paris, 2009.

Anonyme, *Tablettes historiques de Napoléon, album populaire par le Baron* ****, Chez l'éditeur, Paris, 1842.

Antommarchi F., *Mémoires du Docteur F. Antommarchi ou les derniers momens de Napoléon*, Librairie Barrois L'Aîné, Paris, 1825.
Balcombe Betsy, *Napoléon à Sainte-Hélène*, Plon (éd.), Paris, 1898.
Bastien Jacques & Jeandel Roland, *Napoléon à Sainte-Hélène - Etude critique de ses pathologies et des causes de son décès*, Le Publieur (éd.), 2005.
Bogopolsky Sacha, *La brosse à dents ou l'histoire de la « mal aimée »*, CdP (éd.), Paris, 1995.
Cabanès A., *Dans l'intimité de l'Empereur*, Albin Michel (éd.), Paris, 1921.
Cabanès A., *Légendes et curiosités de l'Histoire*, Albin Michel (éd.), Paris, 1953.
Delage Irène & Papot Emmanuelle, « Il y a 200 ans », in *Lettre d'information de Napoleon.org*, n°600, 21-27/10/2011.
De Las Cases Emmanuel, *Mémorial de Sainte-Hélène*, Le Grand Livre du Mois (éd.), Tome IV, Paris, 1999, pp. 64-119 (réédition de la première version de 1822).
De Maar F. E. R., « Le mal aux dents du Roi de Rome », in *Revue de la Société française d'histoire de l'art dentaire*, 1981, pp. 25-26.
Dumas Alexandre, *Les compagnons de Jéhu*, Phoebus (éd.), Paris, 2006.
Du Montet Alexandrine Prevost de la Boutetière de Saint-Mars, *Souvenirs de la Baronne Du Montet (1785-1866)*, Plon (éd.), Paris, 4ème édition, 1914.
Fondation Napoléon, catalogue *"Trésors de la Fondation Napoléon"*, Paris, 2007.
https://en.m.wikipedia.org, *Georg Carabelli*, 2007, p.1.
https://fr.m.wikipedia.org, *Napoléon II*, 29/04/2007, pp. 1-6.
Lamendin Henri, « Napoléon, des dentistes et l'Histoire... », in *Le Chirurgien-Dentiste de France*, 6-13/01/2000 ; 966/967 : 66-71.
Lamendin Henri, *Anecdodontes*, Aventis (éd.), Paris, 2002.
Lamendin Henri, *Petites histoires de l'art dentaire d'hier et d'aujourd'hui (Anecdodontes)*, L'Harmattan (éd.), Collection Ethique médicale, Paris, 2006.
Palmstierna Carl-Fredrik, *Marie-Louise et Napoléon (1813-1814)*, Stock (éd.), Paris, 1955.

Rousseau Claude, « Histoire de l'aménagement du cabinet dentaire – L'instrumentation : les « outils à dents » des nécessaires de Biennais. L'énigme du nécessaire dentaire de l'Empereur de la Fondation Napoléon », in *Actes de la Société française d'histoire de l'art dentaire*, Saint Malo, 1998, pp. 1-7.
Sire Robert, communication personnelle, Orléans, 2009.
Société odontologique de Paris (SOP), « Les daviers de Napoléon », in *http://www.sop.asso.fr*, 2006, p. 4.
Tallandier M. A., *Discours prononcé aux funérailles de Biennais*, Paris 1843.

La famille, les proches de l'Empereur

- *Famille*

Napoléon a offert en 1810, à l'impératrice Marie-Louise, un nécessaire à dents conçu par P. F. Grangeret (1776- encore en exercice en 1826), coutelier de l'Empereur, et Savigny, comportant des « *instruments dentaires avec des manches en nacre, gravés avec des écussons en or au chiffre de Marie-Louise. Les embouts et viroles sont en or ciselé. Ce sont essentiellement des instruments de nettoyage et de soins opératoires* (SFHAD, 2006 & Rousseau (a), sans date). »

Marie-Paulette Bonaparte (1780-1825), dite Pauline, sœur préférée de l'Empereur, aussi princesse Borghèse par son mariage, fait appeler un jour son dentiste dénommé Borglet afin de se faire arracher une dent. Une fois arrivé, ce dernier accompagne Marie-Paulette dans sa chambre où se trouve déjà un homme qu'il prend aussitôt pour son mari. Devant officier, le dentiste éprouve les plus grandes difficultés à faire ouvrir la bouche de la princesse. L'homme dans la pièce s'emporte « *en lui disant que ce n'est qu'un instant de douleur pour éviter d'en passer beaucoup d'autres. Elle lui répond que, puisqu'il s'est plaint d'une dent avant-hier, il n'a qu'à donner l'exemple et qu'alors elle se résignerait.* » L'homme, gentleman, s'exécute et, par la suite, demande à Marie-Paulette de tenir son engagement. Cette dernière enfin décidée, le dentiste peut réaliser l'opération motivant initialement sa venue. Il est généreusement récompensé par le compagnon.

Le soir, en société, la princesse Borghèse est sévèrement vilipendée pour le nombre de ses amants qu'elle multiplie sans se cacher. Présent dans la salle, le dentiste s'insurge et prend la défense de Pauline, en affirmant avoir vu les deux époux le matin, et la tendresse qu'ils se manifestaient l'un pour l'autre. Plus il la défend, plus les moqueries fusent, allant jusqu'à l'hilarité générale. Le compagnon est vite identifié comme étant un ancien comédien ambulant, alors que le vrai mari est en Italie, depuis fort longtemps (Lamendin, 2002).

Jérôme Bonaparte (1784-1860), frère de l'Empereur, roi de Westphalie en 1807, maréchal de France en 1850, président du Sénat en 1851 et prince impérial en 1852, disposait d'un nécessaire de toilette conçu par Biennais, exposé au musée Fesch à Ajaccio, comprenant une brosse à dents (RMN, 2009).

Alexandre de Beauharnais (1760-1794) était dégoûté par Joséphine (1763-1814), sa femme, parce qu'elle n'avait pas un comportement assez sophistiqué à son goût et qu'elle avait des dents noires, et gâtées pour avoir trop mangé de sucre dans son enfance. Pourtant, elle utilisait brosse à dents et gratte-langue. A la fin de sa vie, il est même dit qu'elle n'avait plus de dents (Gourgaud, 1948 & www.napoleonprisonnier.com, 2008).
Aux châteaux de Malmaison et de Bois-Préau, est exposé un nécessaire à dents en bois d'acajou, de houx et d'if, ayant appartenu à Joséphine, conçu par Félix Rémond, présentant des instruments dentaires à détartrer avec des manches en nacre et une brosse à dents. Y figure aussi un petit nécessaire de voyage de Joséphine avec un étui en argent, un étui en maroquin rouge, une brosse à dents et un gratte-langue (RMN, 2009).

Au même endroit, se trouve une barbière d'Eugène de Beauharnais (1781-1824), beau-fils adoptif de Napoléon, vice-roi d'Italie, qui présente aussi une brosse à dents (RMN, 2009). Il y aurait de plus, semble-t-il, une brosse à dents à têtes interchangeables. Eugène a Giuseppangelo Fonzi pour dentiste. Ce dernier soigne aussi Lucien (1775-1840), le frère de l'Empereur (Sanz et al., 2007).

Un doute subsiste sur un coffret d'instruments dentaires réalisé par Grangeret et estampillé d'un H désignant la reine Hortense (1783-1837) qui a été la femme de Louis Bonaparte en 1802, frère de l'Empereur, et reine de Hollande de 1806 à 1810. Ce coffret ne contient qu'un instrument : un pélican et ses accessoires. Ce dernier est *« très semblable à celui de l'Empereur* (Rousseau (b), sans date) ».

- *Proches*

Fouché (1759-1820), ministre de la police de 1804 à 1810, épouse en secondes noces Ernestine de Castellane, le 1er août 1815. En cadeau de mariage, il offre à son épouse un nécessaire à dents fait par Biennais, qui comprend 75 pièces imbriquées dans un coffret en acajou. Parmi elles, on trouve *« une brosse à dents à manche en or ciselé et brosse amovible, et six « instruments à dents » décrits au catalogue comme pièces à manucure : cinq rugines à détartrer et une lime dont les manches sont en nacre et incrustés d'un écu en or, alors que les viroles, et les culots sont en or, et ciselés en relief* (Rousseau, 1998 & Fondation Napoléon, 2016). *»*

Le général Desaix (1768-1800) aurait reçu une balle dans la bouche à la bataille de Marengo en 1800, avant celle dans le cœur qui devait le tuer (Lamendin et al., 2006, p. 4). En 1799, c'est le général Murat (1767-1815) qui a reçu une balle dans la bouche tirée par Mustapha Pacha (1779-1808), sultan de l'Empire ottoman, lors d'un combat singulier survenu pendant la seconde bataille d'Aboukir[5] (http://fr.wikipedia.org, 2009, pp. 1-12).

Ceci se passe après Austerlitz (1805) et concerne M. de Talleyrand (1754-1838). *« Mme de Talleyrand craignait M. de Talleyrand et ne l'aimait plus. Elle était même à cette époque déjà très méchante pour lui ; des caqueteurs prétendaient même qu'elle le battait et l'un d'eux racontait qu'un jour M. de Talleyrand ayant mal aux dents d'une fluxion très douloureuse, elle lui porta un coup violent dans la joue malade* (Junot d'Abrantès, 2016). *»*

- *Collaborateur*

François Vidocq (1775-1857), chef de la Brigade de Sûreté à partir de 1811, et ancien bagnard, a été emprisonné au bagne de Brest, puis au bagne de Toulon. Dans le registre matricule de Brest, il est décrit ainsi : *« bouche moyenne, menton rond et fourchu, (...), ayant une cicatrice à la lèvre supérieure côté*

[5] Voir le chapitre « Chirurgie maxillo-faciale de guerre » dans cet ouvrage.

droit. » Dans le registre établissant la liste des évadés de Toulon dressée en 1818, son menton est agrémenté d'une fossette et sa lèvre supérieure du côté droit présente également une cicatrice (Poinsot, 2009).

- *Adversaires*

Georges Cadoudal (1771-1804), général chouan, alors en Angleterre et sur le point de s'embarquer en 1803, à Hastings, pour réaliser le « coup essentiel » qui consiste à enlever Bonaparte et à l'emmener en Angleterre pour y être juger, souffre terriblement d'une dent qui lui est enlevée facilement par un dentiste local, gratifié d'un généreux pourboire (De Cadoudal, 1887). Arrivé dans la capitale, il est traqué de toutes parts. Poursuivi par des agents de police, il se réfugie chez un dentiste qui fait semblant de lui enlever une dent et le sauve ainsi (Bernet, 2000). Exécuté en 1804, son squelette est récupéré par le chirurgien Larrey qui s'en sert, et tout particulièrement son crâne, pour des démonstrations anatomiques auprès de ses étudiants, pendant près de dix années, avant de le restituer à des proches du défunt royaliste (Chiappe, 1971).

En 1774, le futur Louis XVIII, ainsi que son frère, le comte d'Artois, futur Charles X, sont soignés par Bernard Bourdet, frère d'Etienne, qui cumulait les fonctions (David, 1887 & Dagen, 1922). Il était chirurgien ordinaire et chirurgien-dentiste du roi. Il percevait 600 livres de gages, 600 livres de récompenses et 1095 livres pour son ordinaire. Il devait également prêter serment auprès du Premier chirurgien du roi.
Pourtant, il semble qu'en 1819, Antoine-François-Adolphe Delabarre, docteur en médecine, ancien médecin-dentiste des Hôpitaux civils de Rouen, professeur des maladies de la bouche à l'Hôpital des enfants et à l'Hospice des orphelins, ait été le dentiste de Louis XVIII, et de son frère (Lamendin, 2007).
A son retour en France, en 1814, le nouveau roi s'attache les services de Dubois-Foucou et d'Oudet. A nouveau, en 1816, il sollicite les mêmes et ceci jusqu'en 1821, où Dubois-Foucou exerce la fonction, seul (David, 1887).
Louis XVIII disposait d'un nécessaire à dents conçu en 1814, par Pierre-François Grangeret, coutelier du roi, par Martin-

Guillaume Biennais, orfèvre parisien, et par Marie-Joseph-Gabriel Genu, orfèvre également. *« C'est un coffret en acajou flammé incrusté d'argent, qui présente un ensemble d'instruments disposés sur trois niveaux. Le premier plateau comprend six rugines à nettoyer et une paire de ciseaux or. Le second plateau est composé de cinq instruments de soins, d'un porte-lime, d'un porte-crayon au nitrate d'argent et d'un bistouri pliant. Au fond du coffret, se trouve une brosse à dents en or émaillé et ciselé aux armes de la France. Les compartiments latéraux sont occupés par deux flacons de cristal à bouchons en or ciselé et deux boîtes pour poudre dentifrice avec des couvercles en or et des armoiries royales* (SFHAD, 2006). *»* D'après Claude Rousseau, *« le 14 janvier 1815, Dubois-Foucou envoie une lettre au ministre de la Maison du Roi qui précise qu'il a commandé à Grangeret, quelque temps avant l'arrivée du Roi, un nécessaire dentaire pour soigner la bouche de sa Majesté conformément aux modèles qu'il lui a fournis* (Rousseau (c), sans date). *»* Le même Claude Rousseau affirme que cette commande aurait été passée avant avril 1814, pour Louis XVIII, et cela prouverait bien que le dentiste personnel du roi serait bien le concepteur de ce nécessaire. Le 16 mars 1815, dans une missive, *« le Secrétaire général du ministre de la Maison du Roi désire avoir l'avis de Monsieur Dubois-Foucou sur la somme de 1 162 francs demandée par Monsieur Grangeret, qui lui paraît très élevée, pour la « boîte d'instruments à dents » qu'il a fourni au Roi* (Rousseau (c), sans date). *»*

Marie-Joséphine de Savoie (1753-1810), épouse du futur Louis XVIII, avait un menton proéminent et un visage trop long. La Cour de Versailles l'a jugée très laide (Bordonove, 1989).

Alexandre Ier (1777-1825), tsar de Russie, a *« de très jolies dents à son mariage, à 17 ans* (Houzelot & Carolus, 2005). *»* Charles-Auguste Saucerotte (1775- ?), officier de santé pendant les guerres révolutionnaires, part pour Saint-Pétersbourg où il devient très vite le dentiste du Tsar. Il n'accompagne jamais Alexandre dans ses campagnes et demeure à Saint-Pétersbourg où Alexandre revient le plus souvent. Victor-Joseph Saucerotte (1773 - ?), également officier de santé, devient immédiatement

le dentiste personnel de Marie-Fedorovna (1759-1828), la mère d'Alexandre Ier, et de la tsarine Elisabeth (1779-1826) qui est édentée (Houzelot & Carolus, 2005) et qui est soignée brillamment par Giuseppangelo Fonzi à partir de 1816, et, ce, pendant deux années (Sanz et al., 2007).
Charles-Auguste rentre en France en 1812, avec son frère.

En 1799, Horatio Nelson (1758-1805), le célèbre amiral vainqueur de Trafalgar (1805), est à Palerme. Le célèbre ambassadeur anglais, Lord Elgin, de passage à Naples à cette époque, fait d'ailleurs de Nelson un portrait peu flatteur : *« Il paraissait très vieux, avait perdu ses dents supérieures, y voyait mal d'un œil (...). Son allure générale est misérable et son visage terne et sans expression* (www.snof.org, 2012). *»*

Références bibliographiques :
Agence photographique Réunion des Musées Nationaux, Paris, 2009.
Bernet Anne, *Histoire générale de la Chouannerie*, Perrin (éd.), Paris, 2000.
Bordonove Georges, *Louis XVIII*, Pygmalion/Gérard Watelet (éd.), Paris, 1989.
Chiappe Jean-François, *Georges Cadoudal ou la liberté*, Perrin (éd.), Paris, 1971.
Dagen Georges, *Documents pour servir à l'Histoire de l'Art dentaire en France*, La Semaine Dentaire (éd.), Paris, 1922.
David Théophile, *Les dentistes à la Cour de France*, Bureaux de l'Ecole dentaire, Paris, 1887.
De Cadoudal Georges, *Georges Cadoudal et la chouannerie*, Plon (éd.), 1887.
Fondation Napoléon, « Nécessaire de voyage », in *www.fondationnapoleon.org*, 2016.
Gourgaud, *Journal de Sainte-Hélène (1815-1818)*, Flammarion (éd.), Paris, 1948.
Houzelot Francis & Carolus Jacqueline, « Deux Lunévillois, les frères Saucerotte, dentistes des Tsars », in *Actes de la Société française d'histoire de l'art dentaire*, Reims, 29-30 avril 2005, pp. 1-4.
https://fr.m.wikipedia.org, *Joachim Murat*, 2009, pp. 1-12.

Junot d'Abrantès Laure, *Salon de M. de Talleyrand : Histoire des salons de Paris...*, BNF collections, e-books, 2016.
Lamendin Henri, *Anecdodontes*, Aventis (éd.), 2002.
Lamendin Henri, Emptoz François & Devars François, *Dictons, propos, slogans bucco-dentaires d'hier et d'aujourd'hui*, Musée dentaire – Faculté d'odontologie, Lyon, 2006.
Lamendin Henri, *Praticiens de l'Art dentaire du XIVe au XXe siècle*, L'Harmattan (éd.), Collection Médecine à travers les siècles, Paris, 2007.
Poinsot Annie, « Vidocq, l'employé de police évadé du bagne », in *Historia*, mai 2009, n° 749, p. 91.
Riaud Xavier, *Chroniques odontologiques des rois de France et de la dynastie napoléonienne*, L'Harmattan (éd.), Collection Médecine à travers les siècles, Paris, 2011.
Riaud Xavier, *Napoléon Ier et ses médecins*, L'Harmattan (éd.), Collection Médecine à travers les siècles, Paris, 2012.
Rousseau Claude, « Histoire de l'aménagement du cabinet dentaire – L'instrumentation : les « outils à dents » des nécessaires de Biennais. L'énigme du nécessaire dentaire de l'Empereur de la Fondation Napoléon », in *Actes de la Société française d'histoire de l'art dentaire*, Saint Malo, 1998, pp. 1-7.
Rousseau Claude (a), « Les tribulations du coffret de l'impératrice Marie-Louise », in *Actes de la Société française d'histoire de l'art dentaire*, sans date.
Rousseau Claude (b), « Le coffret d'instruments de chirurgie dentaire de la reine Hortense – mythe ou réalité ? », in *Actes de la Société française d'histoire de l'art dentaire*, sans date.
Rousseau Claude (c), « L'énigme posée par l'attribution à Louis XVIII ou à Charles X d'un « nécessaire à dents » de Pierre-François Grangeret », in *Actes de la Société française d'histoire de l'art dentaire*, sans date, pp. 1-7.
Sanz Javier, Lopez-Bermejo Miguel & Ruel-Kellermann Micheline, « Giuseppangelo Fonzi (1768-1840), la vie et l'œuvre d'un illustre dentiste », in *Actes de la Société française d'histoire de l'art dentaire*, Castéra-Verduzan, 18-19 mai 2007, pp. 15-19.
Société française d'histoire de l'art dentaire (SFHAD), *Exposition dentaire Rouen 2006 « L'art dentaire, croyances, soins, préventions »*, 2006, pp. 9-11.

www.napoleonprisonnier.com, *Portraits de Joséphine*, 2006, pp. 1-8.
www.snof.org, *L'œil de l'Amiral Nelson*, 2012.

Le service de santé personnel de Napoléon

Préoccupé au plus haut point par sa santé, Napoléon a établi un service de santé personnel aménagé sur le même mode que les anciens rois de France, c'est-à-dire directement rattaché à sa personne, qui le suit partout, aussi bien en campagnes militaires que dans ses diverses résidences. La Maison de l'Empereur dispose donc de différents services qui sont placés sous diverses autorités comme le Grand aumônier, le Grand chambellan, le Grand maréchal du palais, le Grand écuyer, le Grand veneur, le Grand maître des cérémonies, l'Intendant général de la couronne et le Trésorier général de la couronne. Le service de santé personnel de l'Empereur est, quant à lui, placé sous la tutelle de l'Intendant général de la Maison qui n'est autre que Charles Pierre Claret de Fleurieu (1738-1810) en 1805, puis Pierre Antoine Noël Bruno Daru (1767-1829) en 1808, associé à Louis Costaz (1767-1842) en 1810, selon les Almanachs impériaux écrits de 1805 à 1813, les dates mentionnées pour ces trois personnages n'étant que celles où ils sont cités pour la première fois dans ces fameux registres et pas celles de leur nomination à ce poste (Almanachs impériaux, 1805-1813 ; Pouliquen, 2007).

Charles Pierre Claret de Fleurieu est un explorateur, un hydrographe, un homme politique français, ministre de la marine sous Louis XVI (1790) et membre de l'Institut de France. Grand officier de la Légion d'honneur en 1805, il est fait comte d'Empire en 1808 (https://fr.wikipedia.org, 2010).

Pierre Antoine Noël Bruno Daru est fait comte d'Empire en 1809. En 1813, il est nommé Grand aigle (croix) de la Légion d'honneur. Membre de l'Académie française à partir de 1806, Pair de France en 1819, il devient membre libre de l'Académie des sciences en 1828 (https://fr.wikipedia.org, 2010).

Louis Costaz est élevé au rang de baron d'Empire en 1809. Membre de la Légion d'honneur, c'est un polytechnicien de formation qui participe à l'expédition d'Egypte. Préfet de la Manche, puis du nord, il dirige les Ponts et Chaussées (1813-1814) (https://fr.wikipedia.org, 2009).

Service de santé de la Maison de l'Empereur (Almanachs impériaux, 1805-1813 ; Pouliquen, 2007) :

Premier médecin	Jean-Nicolas Corvisart (1805)
Médecin ordinaire	Hallé (1805)
Médecin de l'infirmerie et de la Maison impériale	Lanefranque (1806)
	Leclerc (1806) >> Son nom n'apparaît plus dans les almanachs à partir de 1809.
	Guilloneau (1806)
	Lerminié (1809)
	Bayle (1809)
Médecins consultants	Paul Joseph Barthez (1806) >> Son nom n'apparaît plus dans les almanachs à partir de 1807.
	Lepreux (1806)
	Malouët (1806)
	Pinel (1806)
	Andry (1809)
Premier chirurgien	Alexis Boyer (1805)
Chirurgien ordinaire	Alexandre Urbain Yvan (1805)
Chirurgien de l'infirmerie et de la Maison impériale	Horeau (1806)
	Varelliaud (1806)
	Ribes (1808)
	Jouan (1808) >> Son nom n'apparaît plus dans les almanachs à partir de 1809.
	Lacournère (1809)
Chirurgiens consultants	Lassus (1806) >> Son nom n'apparaît plus dans les almanachs à partir de 1809.
	Pelletan (1806)
	Pierre François Percy (1806)
	Sabatier (1806)
Chirurgien adjoint en survivance	Jouan (1809)
Chirurgien d'habitation à Saint-Cloud et aux	

autres lieux circonvoisins	Lassoujade (1809)
Premier pharmacien	Nicolas Deyeux (1806)
Pharmacien ordinaire	Charles Louis Cadet de Gassicourt (1806) Clarion (1806) Bouillon-Lagrange (1808) >> Son nom n'apparaît plus dans les almanachs à partir de 1809. Rouyer (1809)
Médecin oculiste	De Wenzel (1806)
Chirurgien-dentiste	*Jean-Joseph Dubois-Foucou >> Son nom apparaît dans les almanachs à partir de 1806.*
Chirurgien-bandagiste	Ronsil (1809) >> (Almanachs impériaux, 1805-1813 ; Pouliquen, 2007).

Exemple tiré de l'Almanach impérial[6] de 1810 :

INTENDANCE GENERALE DE LA MAISON

M. le Comte DARU (C. ❋), *Conseiller d'Etat*, Intendant général

M. le Baron COSTAZ ❋, *Intendant des Bâtimens de la Couronne.*

***

SERVICE DE SANTE

Médecins.

M. le Baron de Corvisart (O. ❋) *Premier Médecin.*

M. le Chevalier Hallé ❋, *Médecin ordinaire.*

Médecin par Quartier

M. Lanefranque.

M. Guillonneau.

M. Lerminier.

M. Bayle.

Médecins consultans.

M. Malouët.

M. Lépreux ❋

M. Pincl ❋.

M. Andry.

Chirurgiens.

M. le Baron Boyer ❋*Chirurgien.*

---

[6] Reproduction fidèle.

M. le Baron Yvan (O. ✱) *Chirurgien ordinaire.*
Chirurgiens par quartier.
M. Horeau. M. Lacournère.
M. Vareillaud M Ribes.
M.. Jouan ✱, *Chirurgien adjoint en survivance*
M. Lassoujade, *Chirurgien d'habitation à Saint-Cloud et lieux circonvoisins.*
M. De Wenzel, *Médecin-oculiste*
Chirurgiens consultans.
M.Pelletan ✱. M. Sabatier ✱.
M. Percy (C. ✱). M. Dubois.
Chirurgien-dentiste. M. Dubois.
Chirurgien-bandagiste, M. Ronsil.
Pharmaciens.
M. Deyeux, *premier pharmacien*
Pharmaciens Ordinaires.
M Clarion,
M. Cadet,
M. Rouyer,

Les Noms des Fonctionnaires publics, membres de la Légion d'honneur, sont, dans l'Almanach, suivis de ce signe, Savoir: Les Grands Officiers décorés du Grand Aigle, (G. A. ✱). Les Grands Officiers, (G. ✱). Les Commandans, (G. ✱). Les Officiers, (O. ✱). Et les Chevaliers, (✱).

Références bibliographiques :

Almanachs impériaux, Testu & Cie imprimeurs, Paris, 1805 à 1813.
https://fr.wikipedia.org, *Charles Pierre Claret de Fleurieu*, 2010, pp. 1-6.
https://fr.wikipedia.org, *Louis Costaz*, 2009, p. 1.
https://fr.wikipedia.org, *Pierre Antoine Noël Bruno Daru*, 2010, pp. 1-6.
Pouliquen Thierry, « Maison de l'Empereur Napoléon », in *http://thierry.pouliquen.free.fr*, 2007, pp. 1-6.

Jean-Joseph Dubois-Foucou (1747-1830), le dentiste personnel de Napoléon

Jean-Joseph Dubois-Foucou[7] est né à Toulon, le 19 février 1748. Il est élève en chirurgie à l'hôpital de la même ville et à l'hôpital de la Charité de Paris. Il est qualifié maître chirurgien dès 1766. Le 22 juillet 1771, il devient officiellement membre du Collège royal de chirurgie de la capitale. A partir de ce jour, il officie en tant que chirurgien-dentiste (Rousseau (a) & (b), sans date). Son nom est, en fait, tout simplement Dubois, mais il préfère lui adjoindre celui de Foucou, l'un de ses parents, lequel était un artiste (Rousseau (a), sans date).

Le 22 juillet 1775, Dubois-Foucou est maître en l'art et science de chirurgie à Paris, ayant au préalable soutenu une thèse intitulée *De dentis vitiose positorum curatione* (Lamendin, 2007). De 1783 à 1785, il exerce rue sainte Marguerite à Paris, avec son oncle Vincent. De 1785 à 1796, il officie dans la même maison que Bourdet, dentiste du roi Louis XV, rue Croix-des-petits-champs. De 1797 à 1805, il est au 1325/6, rue des bons enfants, butte des moulins. De 1806 à 1807, il est installé au 1, rue des bons enfants. Enfin, de 1808 à 1830, il termine sa carrière au 2, rue Caumartin (Baron, 2003 ; Sans auteur, 1830).

En mars 1783, Bourdet, dentiste de Louis XV et de Louis XVI, lui vend la survivance de sa charge auprès du roi pour la somme de 150 000 livres. Louis XVI le nomme son opérateur pour les dents par brevet décerné à Versailles, le 4 mai 1783. Depuis le 6 avril 1783, il soigne déjà le futur Louis XVIII. De même, le futur Charles X et la famille royale (Rousseau (b), sans date).

---

[7] Il existerait un portrait présenté par des sites Internet comme étant celui de Jean-Joseph Dubois-Foucou. J'ai été contacté par le propriétaire de cette peinture qui s'est étonné qu'on ait pu l'utiliser sans son accord. Celui-ci m'a affirmé qu'il ne s'agissait pas de notre dentiste et qu'il y avait donc erreur sur la personne.

Dubois-Foucou succède, auprès du roi, à Bourdet après sa mort survenue en 1789, mais n'apparaît dans l'*Almanach royal* qu'en 1791. Le 1er août 1790, il est appelé au chevet de Louis XVI pour un abcès dentaire, de sévérité minime selon lui. Alors au Temple, Louis XVI demande le 10 août 1792 une *« éponge pour les dents »* à son dentiste qui la lui fournit. Enfermée précipitamment, la famille royale est démunie de tout. En décembre 1792, nouvelle fluxion du roi qui demande à consulter son praticien (Lamendin, 2002 & 2007). Le Conseil général de la Commune refuse d'accéder à sa requête, le 22 décembre 1792.

Extrêmement procédurier, Dubois-Foucou attaque en justice Dubois de Chémant, autre dentiste, au sujet de l'invention des dents minérales. De nombreux échanges dans les journaux, dont le *Journal de Paris* de 1789, ont précédé cette démarche (numéros du 26 avril 1788, 22 avril 1789, 26 avril 1789, etc.). Le 26 janvier 1792, il est débouté et doit, par jugement, payer les frais de procès. Plus tard, lorsque Dubois de Chémant part en Angleterre, Dubois-Foucou poursuit ses recherches et réalise ses propres dentiers en porcelaine (Lamendin, 2007 ; *Journal de Paris*, 1789). En outre, le 25 février 1793, Dubois-Foucou demande la résiliation de sa charge. Le 12 mai 1794, il assigne en justice la veuve Bourdet et lui demande le remboursement de 120 000 livres. Le 2 novembre 1794, le dentiste perd définitivement son procès et la veuve n'a pas à lui rendre un centime.

En janvier 1805, ses services sont proposés pour occuper la fonction de chirurgien-dentiste de l'Empereur sans traitement (Rousseau (a) & (b), sans date). Dubois-Foucou est cité pour la première fois dans l'*Almanach impérial* de 1806 (*Almanach impérial*, 1806).

En 1806, Gervais-Chardin, parfumeur de leurs Majestés impériales et royales, livre de nombreux produits destinés à l'hygiène bucco-dentaire de l'Empereur (C.A.R.A.N., 2010). Est-ce à la demande de Dubois-Foucou que ces parfumeurs ont effectué ces livraisons ? Il est possible de l'envisager. En effet, il est d'usage que chaque opérateur pour les dents recommande au roi auprès duquel il officie l'usage de ses onguents et de ses potions personnelles. Pourquoi Dubois-Foucou n'en aurait-il

pas fait autant auprès de Napoléon ? Toutefois, rien ne l'atteste non plus (Riaud, 2010).
La requête de janvier 1805 obtient satisfaction et il officie sur la personne de Napoléon de 1806 à 1813 (SOP, 2006). Jamais durant son règne, le monarque ne semble avoir eu recours aux services de Dubois-Foucou, excepté pour des nettoyages (Masson, 2004). Ses émoluments se montent à 600 francs par an et ne sont mentionnés pour la première fois qu'en 1808. Corvisart, par exemple, médecin personnel de l'Empereur, perçoit la somme modique de 30 000 francs par an (Rousseau (a) & (b), sans date). Les attributions et obligations du chirurgien-dentiste personnel de Napoléon sont mentionnées au titre 8 dans le *Règlement pour le Service de santé de la Maison de leurs Majestés impériales et royales* qui a été rédigé en 1811 (Rousseau (a), sans date).
« Art. 1er : Le chirurgien-dentiste est tenu de se présenter à la Cour lorsqu'il est appelé immédiatement ou par le Premier médecin ou par le Premier chirurgien.
Art. 2 : Il est également tenu de se présenter à l'infirmerie impériale lorsqu'il en est requis par le Premier médecin ou d'après la demande du Premier chirurgien, ou du chirurgien de quartier pour y faire quelque opération de son ministère. Dans les cas urgents, il s'y rendra sur leur invitation immédiate. »

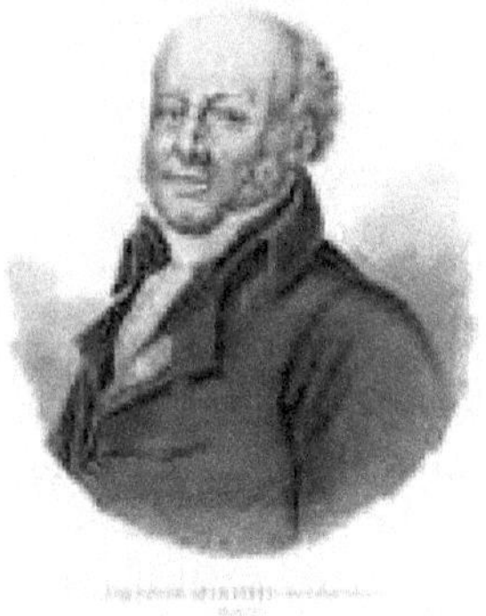

Jean Nicolas Corvisart[8] (1755-1821) (Corlieu, 1896, BIUS, 2010).

[8] Pour la biographie de Jean Nicolas Corvisart, voir « Annexe 1 » à la fin du livre.

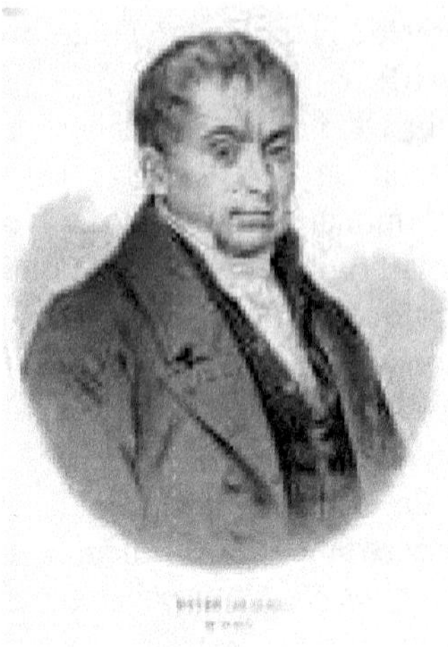

Alexis Boyer[9] (1757-1833) (Corlieu, 1896, BIUS, 2010).

En 1808, Dubois-Foucou publie *Exposé de nouveaux procédés pour la confection des dents, dites de composition* et *Lettre adressée à MM. les dentistes sur les dents minérales* (Lamendin, 2007).

Dans un mémoire de réparation d'un nécessaire à dents de Napoléon, sur la quittance en date de 1810, sa signature apparaît :

« Vendu pour le service de sa Majesté l'Empereur et Roi :

- *fait deux instruments manquant au Nécessaire de sa Majesté... 36 francs*
- *fait six tiges à rugines en remplacement sur des manches montés en nacre garnis en or... 54 francs*
- *fait un manche avec virole en or sur le miroir portatif du Nécessaire... 15 francs*

Signé Grangeret avec la mention "approuvés les objets ci-dessus mentionnés". Signé Dubois-Foucou, chirurgien-dentiste de leurs Majestés impériales et royales (Rousseau (a), sans date ; C.A.R.A.N., 2010). *»*

Ces instruments semblent avoir pour objectif la réalisation sur la personne de Napoléon de soins conservateurs. Dubois-Foucou intervient dans une autre réparation du nécessaire, le 27 mars 1815.

[9] Pour la biographie d'Alexis Boyer, voir « Annexe 2 » à la fin du livre.

« Vendu pour le service de sa Majesté l'Empereur, et d'après les ordres de Monsieur Gourrean[10] *et Monsieur Dubois, dentistes de sa Majesté :*
réparation complète à neuf des instruments et du Nécessaire à dents de sa majesté... 94 francs
« Certifié véritable »
Signé : Grangeret avec la mention « reçu le tout en bon état »
Signé Dubois-Foucou (Rousseau (a), sans date ; C.A.R.A.N., 2010). »
Napoléon avait donc grande confiance en son dentiste. En effet, l'Empereur lui laissait toute liberté quant à la confection, les réparations éventuelles et l'entretien des coffrets impériaux, pour ceux destinés à l'hygiène dentaire tout du moins. Les deux mémoires précédemment cités faisant état de réparations sur des rugines à détartrer démontrent sans contestation possible les sollicitations fréquentes du dentiste par Napoléon pour des détartrages. Toutefois, si Dubois-Foucou est libre de ses choix, ceux-ci sont tout de même visés par Corvisart (Rousseau (a), sans date ; C.A.R.A.N., 2010).

Jean Joseph Dubois-Foucou a aussi été le dentiste personnel de Louis XVIII, puis de Charles X (Lamendin, 2007). Louis XVIII le rappelle aux mêmes fonctions à partir du 9 janvier 1815 (Rousseau (b), sans date). Le 14 janvier 1815, dans une lettre au ministre de la Maison du roi, Dubois-Foucou atteste avoir conçu et fait la commande, en lieu et place de Louis XVIII, d'un nécessaire à dents avant avril 1814 (Rousseau (b), sans date). Pourtant, le 6 mars 1815, malgré la satisfaction qui est réelle du nouveau roi, le secrétaire général du ministre de la maison du roi demande justification au dentiste des 1 162 francs, somme très élevée pour l'époque, demandés par le coutelier pour la fabrication du coffret (Rousseau (b), sans date).
En 1826, Jean-Joseph Dubois-Foucou cesse l'essentiel de ses activités, mais au 15 décembre 1826, il est encore autorisé à conserver son titre. De fait, son nom est toujours cité dans l'*Almanach royal* de 1830, année de sa mort à Paris (Sans

[10] Je n'ai rien trouvé concernant ce *Monsieur Gourrean, dentiste de sa Majesté*. Il n'est jamais mentionné nulle part ailleurs que dans cette note.

auteur, 1830). En effet, il soigne encore Charles X et ce, depuis 1825.
Dubois-Foucou a été marié. Il n'a pas reçu la Légion d'honneur et n'a pas été élevé à la noblesse d'Empire. Il n'a jamais non plus vu un champ de bataille.

Références bibliographiques :
Almanachs impériaux, Testu & Cie imprimeurs, Paris, 1805 à 1813.
Baron Pierre, « Dental Practice in Paris », in *Dental Practice in Europe at the End of the 18th Century*, sous la direction de Christine Hillam, Rodopi (ed.), Amsterdam, 2003.
Bibliothèque interuniversitaire de Santé (BIUS), communication personnelle, Paris, 2010.
C.A.R.A.N., documents 02-233, 02-236, 02-815 et 02-816, Paris, 2010.
Corlieu Auguste, *Centenaire de la Faculté de médecine de Paris (1794-1894)*, Alcan – Baillère – Doin – Masson (éd.), Paris, 1896.
Journal de Paris, Paris, 1789.
Lamendin Henri, *Anecdodontes*, Aventis (éd.), Paris, 2002.
Lamendin Henri, *Praticiens de l'art dentaire du XIVe au XXe siècle*, L'Harmattan (éd.), Collection Médecine à travers les siècles, Paris, 2007.
Masson Frédéric, *Napoléon chez lui*, Tallandier (éd.), Bibliothèque napoléonienne, Paris, 2004.
Riaud Xavier, « Napoleon and his teeth », in *Napoleonic Scholarship, the journal of the International Napoleonic Society*, May 2010, n° 3, pp. 125-129.
Riaud Xavier, « Jean-Joseph Dubois-Foucou (1747-1830), Napoleon's personal dentist », in *The International Napoleonic Society*, Montréal, 2011, http://www.napoleonicsociety.com, pp. 1-3.
Rousseau Claude (a), « Histoire de l'aménagement opératoire du cabinet dentaire – Le coffret d'instruments de chirurgie dentaire de Napoléon, l'énigme de son testament », in *Actes de la Société française d'histoire de l'art dentaire*, sans date, pp. 1-5.
Rousseau Claude (b), « Histoire de l'aménagement opératoire du cabinet dentaire – L'énigme posée par l'attribution à Louis

XVIII ou à Charles X d'un « nécessaire à dents » de Pierre-François Grangeret », in *Actes de la Société française d'histoire de l'art dentaire*, sans date, pp. 1-7.
Sans auteur, *Almanach royal présenté à sa Majesté*, Guyot & Scribe (éd.), Paris, 1830.
Société Odontologique de Paris, « Les daviers de Napoléon », in *http://www.sop.asso.fr*, 2006, p. 4.

Julien Marmont, dentiste de Joséphine et occasionnellement de Napoléon Ier

Julien Marmont est un dentiste fameux de l'histoire de l'art dentaire français, mais il vient soudain de prendre une dimension toute nouvelle. Jusqu'à peu, le seul dentiste connu de Napoléon Ier était Jean-Joseph Dubois-Foucou (1747/1748-1830) qui a été aussi celui de Louis XVI, de Louis XVIII et de Charles X.

Mais, il semble que Marmont a bien rencontré et soigné Joséphine de Beauharnais et Napoléon, même si chez ce dernier les soins ont été purement hygiéniques. La question est de savoir quand et s'il a soigné Napoléon de façon récurrente, ou seulement ponctuelle ? S'est-il enorgueilli de ce statut temporaire au point de s'en être attribué le statut permanent ?

Qui est Julien Marmont ? Dans son livre paru en 1839, *L'esthioménie, procédé découvert depuis l'année 1807, contre toutes les caries des dents*, en plus d'une étude scientifique, Marmont fait un état circonstancié sommaire de sa carrière et livre notamment le récit d'une rencontre importante, semble-t-il, mais sans lendemain compte tenu des événements. C'est donc Marmont qui parle dans les lignes ci-après.

Il commence à exercer l'art dentaire en 1800. Selon lui, il y a alors 14 dentistes à Paris. Il est le 15ème. Il exerce, depuis 1807, au 7, rue Beaujolais, perron du Palais royal, lieu emblématique fréquenté par l'aristocratie et par les étrangers du fait de la présence de bars, de maisons de plaisir et de cabinets de lecture comme celui de Galignani.

Toujours, selon Marmont, il découvre l'esthioménie en 1807, procédé qui consiste à utiliser un appareil spécifique de sa composition qui, grossièrement, vise à étanchéifier la cavité de manière à éviter une diffusion iatrogène des liquides employés, conçus à base de substances animales et végétales, à tous les tissus, à appliquer ce liquide huileux dans la carie en le portant

à une température élevée pour brûler les tissus cariés, et à refroidir aussitôt à l'aide d'une douche frigorifique, ce qui préserve la vitalité pulpaire.
Il invente un miroir spécifique qui attise la curiosité de Joséphine de Beauharnais. Il l'apprend par Mme Fistre, l'épouse de l'intendant de l'Empereur et amie de Joséphine. Marmont décide alors de lui faire fabriquer un miroir spécialement pour elle et de lui offrir. De ce jour, il devient son dentiste attitré. Napoléon étant alors empereur et toujours marié à Joséphine, il faut situer cet épisode entre 1804, date du sacre, et 1809, date du divorce de Napoléon d'avec Joséphine. Marmont ne mentionne Napoléon que sous son titre d'Empereur. Il rencontre Joséphine au château de la Malmaison, celui de l'Impératrice, en présence de Napoléon.
A partir de ce jour, l'Impératrice consulte Marmont régulièrement *« sur l'état de sa bouche »*. *« Elle n'a plus, à sa partie supérieure que deux dents de sagesse qui supportent un râtelier beaucoup trop lourd, qui menace d'entraîner les deux seules dents qui lui restent. A l'inspection de sa bouche, j'ai été bien inspiré pour concevoir le moyen d'exécuter un râtelier cylindrique qu'elle pouvait monter avec la clé de sa montre, et qui lui conserva les deux dents de support en les raffermissant dans leur alvéole. L'Impératrice a été si reconnaissante de mes soins qu'elle m'a mis en rapport avec l'Empereur qui, comme elle, m'a témoigné beaucoup d'intérêt.*
J'étais, depuis plusieurs années, chirurgien-dentiste de la vieille et de la jeune garde impériale, et après avoir esthioménisé plusieurs dents à l'Impératrice en présence de Napoléon, auquel j'ai fait la même chose, j'ai été nommé le chirurgien-dentiste-esthioménisateur des enfants de France et de l'Ecole polytechnique. » Napoléon le nomme aussi chirurgien-dentiste de l'hospice de l'Enfant-Jésus.
Comme Marmont le dit si bien, Napoléon est à l'écoute de tout ce qui peut être un bienfait pour l'Humanité, malgré ses préoccupations et ses visées. Aussi, un jour qu'il esthioménise les dents de Joséphine au château de la Malmaison, l'Empereur s'adresse en ces termes au dentiste : *« « Monsieur Marmont, aujourd'hui que l'on peut compter sur l'efficacité de l'esthioménie pour arrêter les caries des dents, ne seriez-vous*

pas flatté de rendre votre procédé universel dans l'intérêt de la société ?
Trop heureux, Sire, lui dis-je, si je pouvais sous vos auspices, etc.
Eh bien, 50 000 francs comptant, 6 000 francs en viager comme chirurgien-dentiste-esthioménisateur des enfants de France et la croix de la Légion d'honneur, cela vous va-t-il ? »
Je lui témoignai ma reconnaissance pour tant de bienveillance et il me donna aussitôt un mot pour me présenter au Garde-des-Sceaux, auquel je portai mon procédé sous cachet, mais les circonstances ayant amené un changement de gouvernement, le tout me fut rendu dans le même état. Je suis donc resté seul possesseur de mon secret. »
A côté de ce récit, Marmont, toujours dans cet opus de 1839, mentionne ses honoraires : 1 dent décariée par esthioménie (6 francs) ; si elle est aurifiée (5 francs), plombée (3 francs), séparée (3 francs) et égalisée (3 francs) ; dents passées au gaz (6 francs) ; saignée buccale (5 francs) ; 1 dent ligaturée (3 francs) ; dents nettoyées (selon l'état de la bouche) ; un flacon de bol d'Arménie (6 francs), de liqueur Marmont (6 francs) ou de mastic dentaire (5 francs) ; 1 boîte de poudre dentifrice (5 francs) ; brosses de diverses espèces.
Il est à noter 2 choses essentielles : l'esthioménie n'a été vraisemblablement utilisée que par Marmont, car il en est peu fait état ailleurs, et est tombée en désuétude après sa mort, ce qui rend difficile, en l'absence de photographie et de source secondaire, la description de ce procédé (d'ailleurs, notre homme parle de « secret » qu'il a emporté avec lui) ; le dentiste vend ses propres bains de bouche et dentifrice, ce qui ne se fait pas aujourd'hui, et est interdit sur un plan déontologique, un professionnel de santé étant un soignant, pas un épicier.
Autres travaux littéraires de Marmont :

- *Traité sur les maladies des dents*, 1807 ;
- *Odontotechnie ou art du dentiste : poème didactique et descriptif en quatre chants, dédié aux dames*, 1825 ;
- *L'esthioménie, procédé découvert depuis l'année 1807, contre toutes les caries des dents*, 1839.

Autres inventions :

- Miroir odontoscopique (1803) ;

- Réformateur, instrument pour redresser les dents des enfants (1804) ;
- Procédé de cuisson des dents humaines pour détruire l'effet désagréable qu'éprouvent les personnes qui portent des dents naturelles et pour en prolonger l'existence (1811) ;
- Pinces pour resserrer les ressorts des dents artificielles (1817) ;
- Du gaz pour enlever le vernis verdâtre qui se forme sur les dents par les mauvaises exhalaisons qui s'émanent de l'estomac dans les digestions plus ou moins laborieuses (1817) ;
- De l'étau buccal au moyen duquel on lime les dents sans les ébranler, ni les agacer (1833).

Quel crédit accordé au témoignage fourni par Julien Marmont dans son livre *L'esthioménie, procédé découvert depuis l'année 1807, contre toutes les caries des dents*, paru en 1839, car il me semble qu'il convient de rester circonspect sur ce récit ?

- Absence de témoignage ou de source secondaire venant confirmer les dires de l'auteur ;
- Dans le travail de Pierre Baron paru à Amsterdam (2003), il est fait un inventaire des dentistes officiant à Paris. Outre que le nombre de dentistes excède largement le chiffre de 15, Marmont n'apparaît nulle part et Pierre Baron va nettement au-delà de l'année 1800. Pierre Baron estime à 34, les praticiens qui exercent dans la capitale cette année-là. Si Baron est un historien pointu, ce chiffre n'est évidemment pas exhaustif, ce qui implique donc que Marmont a très bien pu exercer effectivement à Paris. Toutefois, pourquoi n'est-il pas référencé alors que Baron se borne à citer les annuaires et autres almanachs de l'époque ? Mais, pourquoi ne pas le croire quand il affirme en avoir été ?
- Il y a plusieurs remaniements du gouvernement sous Napoléon, avec changement ou reconduite de ministres : deux en 1804, un en 1806, deux en 1807, un en 1808 et deux en 1809. Il y a une reconduite aux mêmes fonctions de ministre de la Justice le 18 mai 1804 et un changement en 1813, mais cette dernière

date n'est pas possible puisque Napoléon a divorcé de Joséphine en 1809 ;

- L'esthioménie est un procédé dont je n'avais jamais entendu parler et sur lequel je n'avais rien lu auparavant, ni après d'ailleurs. Ce procédé, dont Marmont est à l'origine, a disparu avec lui. Quel est-il précisément ? Comment le figurer ? Cela semble difficile.
- En janvier 1805, Corvisart, premier médecin de l'Empereur, propose à Jean-Joseph Dubois-Foucou d'occuper la fonction de chirurgien-dentiste de l'Empereur sans traitement. Dubois-Foucou est cité pour la première fois dans l'*Almanach impérial* de 1806. A partir de cette date, Dubois-Foucou devient le dentiste officiel de Napoléon. Si le besoin s'en fait sentir, c'est lui, et personne d'autre, qui est appelé. Si Marmont a été le dentiste de Napoléon, c'est donc obligatoirement entre le 18 mai 1804 et mi-1805, date d'acceptation et d'entrée en fonction de Dubois-Foucou à son poste.
- Marmont a-t-il été son dentiste systématiquement ou juste ponctuellement ? Il n'y a que peu de doute pour moi quant à ses soins dans la bouche de Joséphine. Sa description est trop précise. Alexandre de Beauharnais était dégoûté de Joséphine, sa femme, parce qu'elle n'avait pas un comportement assez sophistiqué à son goût et qu'elle avait des dents noires, gâtées pour avoir trop mangé de sucre dans son enfance. Pourtant, elle utilisait brosse à dents et gratte-langue. A la fin de sa vie, il est même dit qu'elle n'avait plus aucune dent. En outre, on sait qu'il y a eu de nombreux nécessaires à dents au château de la Malmaison. Mais, vieillesse oblige, le séducteur qu'a été indéniablement Marmont – voir son livre intitulé *Odontotechnie ou l'art dentaire : poèmes... dédié aux dames* (1825), véritable référence, s'il en est besoin, sur l'art d'utiliser la publicité à cette époque –, qui plaisait jeune, cherche à plaire encore. Quoi de plus élogieux que d'être le dentiste attitré de Napoléon, ou de le devenir l'espace de quelques lignes ? Il affirme pouvoir parler, car Joséphine est décédée à présent et qu'il ne pouvait pas le faire de son

vivant. Mais, elle est morte en 1814. Pourquoi avoir attendu 1839 pour en parler ? Conjectures, spéculations,... Il convient de rester, à ce propos, très circonspect.

- Joséphine, nous l'avons dit, a de mauvaises dents et est mariée à Napoléon de 1796 à 1809. Les bactéries de la carie sont les plus transmissibles entre toutes. Marmont fait état de l'usage de l'esthioménie sur Napoléon, ce qui sous-tend qu'il a traité des caries dans la bouche de l'Empereur avec ce procédé. Dubois-Foucou, son dentiste attitré à partir de 1805, exerce dans la bouche de Napoléon jusqu'en 1813. Ce dernier stipule qu'il n'a fait que des détartrages à Sa Majesté du début à la fin de sa présence à ses côtés. On sait aussi que Napoléon n'a connu de très sérieux déboires dentaires qu'à Sainte-Hélène. Tous les témoignages concordent sur ce plan. Dès lors, pourquoi des caries sous l'ère « Marmont » et pas sous l'ère « Dubois-Foucou » ? C'est invraisemblable. Ou alors, cela signifierait que Dubois-Foucou ne faisait pas le travail pour lequel il était payé, ce qui ferait de lui un dentiste incompétent. Peut-on être le dentiste de 3 rois et d'un Empereur si l'on est incompétent ? J'en doute. Spéculations certes, mais il me semble qu'il convient encore de demeurer prudent.
- Enfin, Marmont, suite à cet épisode, disparaît des tabloïds impériaux. Pourquoi ? Sous l'Empire, sous un régime à caractère totalitaire, soit ce récit est le fruit d'un montage en épingle, soit cela ressemble à une disgrâce. Pour quelles raisons ? De plus, pourquoi, si le couple impérial a été *« satisfait de lui »*, n'est-ce pas lui qui a pris la charge de dentiste de l'Empereur et pourquoi ce dernier n'a-t-il pas honoré sa promesse, Waterloo ne survenant *a priori* que près de 11 ans après le récit du praticien ?

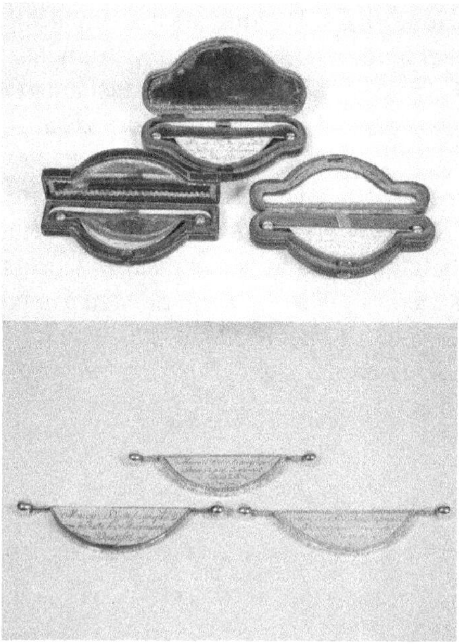

Miroirs odontoscopiques inventés par Marmont, dentiste
(Galerie Le Curieux, www.lecurieux.com, 2015).

Références bibliographiques :

Almanachs impériaux, Testu & Cie imprimeurs, Paris, 1805 à 1813.

Baron Pierre, « Dental Practice in Paris », in *Dental Practice in Europe at the End of the 18th Century*, sous la direction de Christine Hillam, Rodopi (ed.), Amsterdam, 2003.

fr.wikipedia.org, *Ministres de Napoléon Ier*, 2013.

Davoudian Serge, communication personnelle, Saint-Ouen, 2015 (Galerie Le Curieux, www.lecurieux.com).

Marmont Julien, *L'Odontotechnie ou l'art du dentiste, poème didactique et descriptif en quatre chants dédiés aux dames*, L'Harmattan, Collection Médecine à travers les siècles, Paris, 2016 (Réédition commentée du livre de 1825 par les Drs Jean-Pascal Durand & Xavier Riaud).

Marmont Julien, *L'esthioménie, procédé découvert depuis l'année 1807, contre toutes*, Chez l'auteur, 4ème édition, 1839.

Riaud Xavier, *Napoléon Ier et ses médecins*, L'Harmattan (éd.), Collection Médecine à travers les siècles, Paris, 2012.

Rousseau Claude (a), « Histoire de l'aménagement opératoire du cabinet dentaire – Le coffret d'instruments de chirurgie dentaire de Napoléon, l'énigme de son testament », in *Actes de la Société française d'histoire de l'art dentaire*, sans date, pp. 1-5.

Rousseau Claude (b), « Histoire de l'aménagement opératoire du cabinet dentaire – L'énigme posée par l'attribution à Louis XVIII ou à Charles X d'un « nécessaire à dents » de Pierre-François Grangeret », in *Actes de la Société française d'histoire de l'art dentaire*, sans date, pp. 1-7.

www.napoleonprisonnier.com, *Portraits de Joséphine*, 2006, pp. 1-8.

Dr Barry Edward O'Meara (1786-1836)

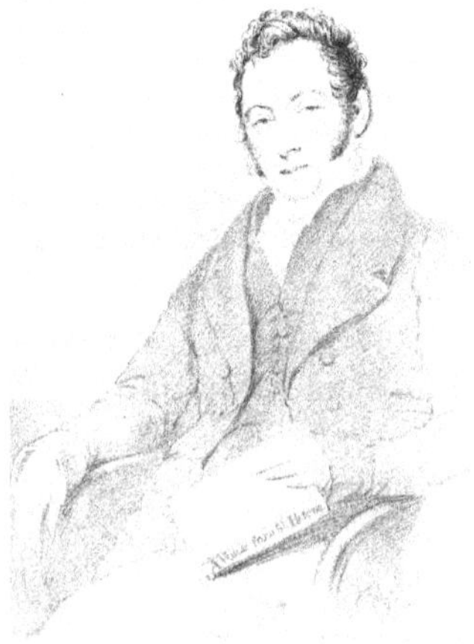

Barry Edward O'Meara (Markham, 2009).

Assistant chirurgien au 62ème régiment d'infanterie de l'armée anglaise en Egypte et en Sicile, en 1804, renvoyé de celle-ci après s'être battu en duel à Messine, en 1807, chirurgien naval en 1808, sur le *Goliath*, le docteur Barry Edward O'Meara (1786-1836) sert sur le *H.M.S. Bellerophon* lors de la reddition de Napoléon, le 15 juillet 1815 (http://www.pgil-eirdata.org, sans date). Il accompagne ce dernier sur l'île de Sainte-Hélène où il sert auprès de lui en tant que chirurgien (Goldcher, 2010 et 2012). Il commence son exercice sur le *Bellerophon*, sur deux proches du prisonnier, alors que Maingault, malade, demeure dans sa cabine. Après la démission de ce dernier, Napoléon n'a d'autre choix que de confier cette charge au Dr O'Meara dont il a apprécié les services. Celui-ci est d'origine irlandaise, pas anglaise, et parle le français, et l'italien. Maitland, le commandant du *Bellerophon*, accepte. O'Meara accepte aussi, mais à certaines conditions. Ses supérieurs doivent approuver son engagement. Il doit demeurer inscrit sur les tabloïds de la marine anglaise et il doit être rétribué par le gouvernement britannique (Goldcher, 2010 et 2012). Tout le monde tombe d'accord. Très vite, le médecin devient un intime de l'Empereur au point de vivre à Longwood. Malheureusement, il joue également un double jeu, en informant Hudson Lowe, le gouverneur anglais de l'île, de tout ce qui s'y passe. Rapports détaillés des discussions entendues, lettres violant le secret médical et retranscrivant les pathologies développées par Napoléon, tout y passe (Goldcher, 2010 et 2012). Aux captifs, il fournit des journaux et une correspondance illicite. Grâce à lui, les contraintes imposées par l'autorité anglaise sont régulièrement bafouées et contournées. A partir de 1816, les deux parties comprennent tout de son comportement et se méfie de lui. Lowe ordonne son étroite surveillance et Napoléon, le 6 mai, lui demande franchement de choisir son camp (Benhamou, 2010). De même, il lui impose de lui soumettre les bulletins de santé qu'il doit remettre à Lowe et lui interdit, à l'avenir, de manquer à son devoir d'honorer le secret médical sous peine d'être renvoyé (Goldcher, 2010 et 2012). Après une longue hésitation et surtout une prime de 6 000 francs offerte par l'Empereur venant arrondir ses émoluments, O'Meara donne son accord et annonce au Gouverneur qu'il ne lui rendra plus aucun compte (Goldcher, 2010 et 2012).

Constatant les mauvais traitements infligés au Français, le médecin irlandais décide d'en informer la hiérarchie dès mai 1817. Apprenant cela, Hudson Lowe menace de le congédier. Mais, sa présence est trop importante et Lowe en reste là. Il obtient des informations auprès du Dr Baxter avec lequel O'Meara s'entretient régulièrement. En janvier 1818, les relations se détériorent et O'Meara ne souhaite plus rencontrer le Gouverneur (Goldcher, 2010 et 2012). Devant les critiques de plus en plus virulentes de l'Irlandais, Hudson Lowe demande, à ses supérieurs, la révocation du médecin qui est finalement accordée le 25 juillet 1818. Avant de partir, O'Meara parvient à rencontrer son illustre patient une dernière fois, malgré des consignes expressément formulées le lui interdisant (Benhamou, 2010, Goldcher, 2010 et 2012).

Sur l'île, c'est O'Meara qui effectue les extractions dentaires dans la bouche impériale (Lamendin, 2000 ; Bastien & Jeandel, 2005).
De retour dans son pays, il écrit une dénonciation des méfaits de Lowe sur l'Empereur. A partir de ses notes prises lors de son séjour à Sainte-Hélène, paraît, en 1822, son livre avec pour titre *Napoleon in exile, or a Voice from St. Helena* (5 éditions). Cet ouvrage constitue le premier témoignage direct d'un proche de Napoléon sur sa captivité (Goldcher, 2010 et 2012).
Il est un des membres fondateurs du Reform Club. En 1836, il décède d'un érysipèle, ou d'un coup de froid attrapé lors d'un meeting de Daniel O'Connell (1175-1847), homme politique irlandais surnommé le « Libérateur » (http://www.pgil-eirdata.org, sans date).

Références bibliographiques :

Bastien Jacques & Jeandel Roland, *Napoléon à Sainte-Hélène - Etude critique de ses pathologies et des causes de son décès*, Le Publieur (éd.), 2005.
Benhamou Albert, *L'autre Sainte-Hélène, la captivité, la mort et les médecins autour de Napoléon*, Albert Benhamou Publishing, London, 2010.
Goldcher Alain, *Autopsie commentée de Napoléon Bonaparte*, communication personnelle, Saint-Maur-des-Fossés, 2010, 218 p.
Goldcher Alain, *Napoléon Ier. L'ultime autopsie*, SPM (éd.), Paris, 2012.
http://www.pgil-eirdata.org, *Barry Edward O'Meara*, sans date, p. 1.
Lamendin Henri, « Napoléon, des dentistes et l'Histoire... », in *Le Chirurgien-Dentiste de France*, 6 et 13 janvier 2000 ; 966/967 : 66-71.
Markham J. David, *Napoleon and Dr Verling on St. Helena*, Pen and Sword (ed.), Barnsley, 2006.
Riaud Xavier, *Chroniques odontologiques des rois de France et de la dynastie napoléonienne*, L'Harmattan (éd.), Collection Médecine à travers les siècles, Paris, 2011.
The David Markham Collection, International Napoleonic Society, communication personnelle, Washington, U. S. A., 2009.

François-Joseph Talma (1763-1826), dentiste et acteur préféré de Napoléon

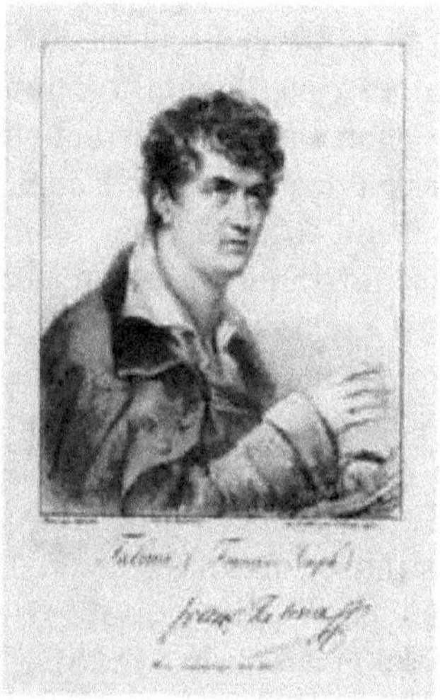

François-Joseph Talma (domaine public).

François-Joseph Talma naît à Paris le 15 janvier 1763. Dès l'âge de 10 ans, il ressent l'appel des planches. Chargé du compte-rendu d'une tragédie, imprégné d'une émotion indicible, il fond en larmes au milieu de sa lecture (Janin, 1826). En 1776, il se rend en Angleterre, pour retrouver son père qui est devenu dentiste à Londres, son oncle et son frère étant aussi dentistes dans la capitale britannique, avant de s'en retourner tous deux à Paris (Baron, 2003). Mais, son avenir est plus influencé par la découverte du théâtre élisabéthain que par le métier paternel. En Angleterre, il joue en amateur. Rentré en France, en 1785, il s'établit en tant que dentiste pendant quelque temps. Faisant des voyages réguliers, il vit avec son oncle sporadiquement de 1782 à 1785, puis en permanence de 1785 à 1786, rue Mauconseil

(Baron, 2003). Reçu dentiste expert, il n'exerce que 18 mois (Cecconi, 1959).

Talma s'inscrit à la fondation de l'École royale de déclamation en 1786, abandonnant dès lors le métier de dentiste. Il débute à la Comédie-Française, le 27 novembre 1787. Il en devient sociétaire en 1789 (Janin, 1826). Il y joue *Brutus* et *La Mort de César* de Voltaire (1694-1778). Il crée *Charles IX* de Marie-Joseph Chénier (1764-1811), homme politique français et écrivain. C'est un immense succès public, mais l'Église fait interdire la pièce à la 33ème représentation. Le 21 juillet 1790, la pièce est jouée malgré l'interdiction. La troupe de la Comédie-Française se divise alors entre les révolutionnaires et les autres sociétaires qui refusent de jouer avec Talma. Il s'engage de plus en plus politiquement, n'a pas de grandes affinités avec Robespierre, mais se lie d'amitié avec un jeune militaire du nom de Bonaparte... Il est exclu de la Comédie-Française en 1791 et se réfugie dans un nouveau théâtre situé rue Richelieu. La salle prend vite le nom de théâtre de la République et quand les sociétaires de la Comédie-Française sont emprisonnés en septembre 1793, Talma est accusé d'avoir comploté contre ses anciens partenaires (https://fr.wikipedia.org, 2010). Admis dans l'entourage de Mirabeau et de celui des Girondins, il échappe de justesse à l'échafaud (Janin, 1826). Dès lors, il ne se consacre plus qu'au théâtre (Lamendin, 2000).

Les critiques sont unanimes sur son immense talent. Talma innove aussi dans le domaine des costumes, en incarnant Proculus en 1792, ou encore *Brutus* (1730) de Voltaire, où il s'habille en Romain. Il propose de jouer les personnages vêtus selon leur temps, et non selon la mode contemporaine (http://fr.wikipedia.org, 2010).

Il est réintégré au sein de la Comédie-Française en 1799 et devient officiellement *« l'acteur préféré du Premier Consul »*, notamment grâce à son jeu dans la pièce de Corneille (1606-1684), intitulée *Cinna* (1643). Napoléon l'y admire tout particulièrement. En 1799, le théâtre de la rue Richelieu devient la seule salle du Théâtre-Français (https://fr.wikipedia.org, 2010). A sa réouverture, Talma joue le rôle de Rodrigue dans *Le Cid* (1636) de Corneille. En 1807, il est nommé professeur au Conservatoire. A la fin de cette même année, il est gravement malade et manque de mourir. En mars 1808, il

s'essaie à la comédie. Il joue *Plaute, ou la Comédie latine* (1808) de Louis-Jean Lemercier (1771-1840), auteur français (Janin, 1826). En septembre 1808, à la demande de l'Empereur, avec d'autres sociétaires de la Comédie-Française, il se rend à Erfurt où il joue devant les têtes couronnées européennes. Il fascine l'Europe par sa prestance (Janin, 1826). De 1809 à 1810, malade, il joue peu. En 1812, il a une liaison avec la princesse Pauline Bonaparte (1780-1825) (https://fr.wikipedia.org, 2010).
Il réforme entièrement l'esprit des costumes avec les conseils du peintre français néoclassique David (1748-1825). Il visite des musées, consulte des manuscrits anciens, des sculptures et des monuments très variés (Janin, 1826). Pionnier d'une révolution esthétique, il adapte la révolution politique à ses idées théâtrales. Il paraît en scène sans perruque, sans déclamer le vers tragique. Il bouscule les conventions du spectacle tragique de sorte que la tragédie se dirige vers un nouveau style: le drame historique et politique. Il faut noter son succès en décembre 1821, dans la tragédie *Sylla* (1824) d'Etienne de Jouy (1764-1846), auteur dramatique français, où son physique, allié à une perruque appropriée, lui permet de *« faire revivre »* Napoléon qui vient de s'éteindre quelques mois auparavant.
Un an avant sa mort, en 1825, Talma rédige sa vision révolutionnaire du théâtre dans son *Mémoire sur Lekain et sur l'art dramatique*, Lekain (1729-1778) étant un grand tragédien français (Lamendin, 2007).
Il décède le 19 octobre 1826. Paris tout entier assiste à ses funérailles, sans cérémonie religieuse, le 21 octobre 1826. Gérard de Nerval (1808-1855) compose une élégie intitulée *La Mort de Talma*. Alexandre Dumas (1802-1870) réunit les papiers du tragédien et en fait publier les *Mémoires de J.-F. Talma, écrits par lui-même* en 1850 (https://fr.wikipedia.org, 2010).
Talma était le fidèle ami de Louise Desgarcins (1769-1797), actrice française, qu'il a fait entrer au Conservatoire. Il a épousé Charlotte Vanhove (1771-1860), actrice et fille d'acteurs. Sa tombe se trouve au Père-Lachaise. Sa sépulture se trouve dans la concession 724 P. A. de 1827, 12ème division, figurant sous le numéro 143 au cadastre, dans la première ligne de tombes au dos de la 11ème division à partir du chemin Donon (Lamendin, 2000 & 2007).

Cabanès (1928) rapporte que : « *Talma avait la bouche grande, les lèvres épaisses, très régulières, en un mot le profil des héros et des Césars qu'il faisait revivre et parler sur scène* ».
Dans le *Mémorial de Sainte-Hélène* (1822), en date du 6 novembre 1817, Napoléon tient le propos suivant au sujet de Talma, à Las Cases (1999) : « ... *Je n'ai connu Talma que lorsque je fus Premier Consul. Je le traitai toujours avec la distinction qu'il méritait et comme un homme de talent supérieur, le premier de sa profession, sous tous les rapports. Je l'envoyais chercher le matin; nous déjeunions ensemble. Les libellistes ont conclu de là que Talma m'apprenait à jouer mon rôle d'Empereur. A mon retour de l'île d'Elbe, je dis à Talma, pendant un déjeuner, au milieu de plusieurs savants : « Talma, ils disent que vous m'avez appris à me tenir sur le trône. Je m'y tiens donc bien ? »* » Las Cases (1999) ajoute que « *Talma a démenti, avec noblesse, tous ces contes. Il était resté plein de reconnaissance et de respect pour le grand homme qui avait aimé sa personne et récompensé d'une manière éclatante son talent supérieur.* »
Malgré tout, en villégiature à la Malmaison, Talma est souvent l'hôte à dîner du Premier Consul qui éprouve un réel plaisir à parler d'art dramatique avec son invité. Des exposés de Talma, sur les besoins et les réformes du théâtre, devaient naître les décrets de 1802 et de 1803 qui ont réorganisé la Comédie-Française et lui ont obtenu une subvention du gouvernement (B. M., 1968). L'intérêt que Napoléon a porté à la Comédie-Française ne s'est jamais démenti, même pendant la campagne de Russie. C'est ainsi que, le 7 août 1812, il signe le fameux décret de Moscou, à propos de l'organisation de la célèbre institution (Kovadchévitch, 1941).
Lorsque Bonaparte devient Napoléon, Talma croit qu'il lui faudra renoncer à ces entretiens, bien futiles pour un Empereur. Mais, un billet du premier chambellan, Rémusat (1797-1875), le détrompe assez vite : « *Mon cher Talma, j'ai bien du plaisir à vous annoncer que Sa Majesté vous recevra volontiers le matin à son déjeuner. Vous n'aurez pour cela qu'à vous présenter à l'appartement de l'Empereur vers neuf heures trente du matin et, tandis que Sa Majesté déjeunera, le préfet du palais de service prendra ses ordres pour vous introduire* ». A partir de ce moment, Talma s'est rendu au moins une fois par semaine

aux Tuileries, à l'heure du déjeuner (B. M., 1968 ; Lamendin, 2000).

Napoléon n'a jamais hésité à critiquer et à conseiller l'acteur. Talma a toujours mis à profit ces enseignements. A propos de son interprétation de César dans *La mort de Pompée* (1643) de Corneille, Napoléon lui a ouvertement fait part de son mécontentement : *« Vous fatiguez trop vos bras. Les chefs d'Empire sont moins prodigues de mouvements; ils savent qu'un geste est un ordre, qu'un regard est la mort; dès lors, ils ménagent le geste et le regard »*. Talma a apporté, dans l'art dramatique, une sobriété de jeu que Napoléon admirait et encourageait (B. M., 1968).

A l'automne 1808, lors de la négociation d'Erfurt, Napoléon qui veut entourer cette entrevue de fêtes brillantes et de divertissements somptueux demande à Talma: *« Venez avec nous ! Vous aurez là un beau parterre de rois ! »*. L'acteur est effectivement applaudi par le tsar Alexandre Ier, lui-même (B. M., 1968)...

Napoléon est fastueux et Talma profite largement de ses gratifications et de ses cadeaux. Le tragédien, qui met l'amitié du grand homme au-dessus de sa générosité, est resté fidèle au souvenir de l'Empereur en exil. Il lui écrit d'ailleurs : *« Sire, vos bontés et la distinction dont vous m'avez honoré ne sortiront jamais de mon cœur. Ma mémoire vous sera fidèle et jamais, non jamais, je ne serai rangé parmi les ingrats que vous avez faits »*. L'acteur a tenu parole et n'a jamais caché ses sentiments bonapartistes. Chaque année, le 5 mai, anniversaire de la mort de l'Empereur, il a porté ostensiblement un vêtement de deuil. L'acteur n'est pas inquiété après le retour de la monarchie (B. M., 1968). Au contraire, Louis XVIII lui a conféré toute sa légitimité et l'a maintenu dans ses prérogatives (Lamendin, 2000).

<u>Références bibliographiques</u> :

Baron Pierre, « Dental Practice in Paris », in *Dental Practice in Europe at the End of the 18th Century*, sous la direction de Christine Hillam, Rodopi (ed.), Amsterdam, 2003.

B. M., « Napoléon amateur de théâtre et admirateur de Talma », in *Hist. pour tous* (Dir. A. Decaux), 1968 ; 96 : 570-571.

Cabanès A., *Dents et dentistes à travers l'Histoire*. Laboratoire Bottu (éd.), Paris, 1928.
Cecconi L. J., *Notes et mémoires pour servir à l'histoire de l'art dentaire en France*, L'Expansion (éd.), Paris, 1959.
De Las Cases Emmanuel, *Mémorial de Sainte-Hélène*, Le Grand Livre du Mois (éd.), 4 tomes, Paris, 1999 (réédition de la première version de 1822).
https://fr.wikipedia.org, *François-Joseph Talma*, 2010, pp. 1-2.
Janin Jules, *Talma et Lekain*, 1826.
Kovadchévitch M., *Le sort des artistes français et russes en 1812. Le décret de Moscou*, Montlouis (éd.), 1941.
Lamendin Henri, « Talma : art dentaire et art théâtral », in *Le Chirurgien-Dentiste de France*, 2000 ; 973 : 140-142.
Lamendin Henri, *Praticiens de l'art dentaire du XIVe au XXe siècle*, L'Harmattan (éd.), Collection Médecine à travers les siècles, Paris, 2007.

L'Empire, les grandes expéditions maritimes, le scorbut et les dents

Voici une histoire du scorbut non exhaustive ou comment, par la découverte de James Lind, l'Angleterre s'est-elle assurée, entre autres raisons, d'une hégémonie maritime durant toutes les guerres navales d'Empire.
D'après Lutton (2007), *« au XVIIIe siècle, les marins n'étaient appelés qu'en période de guerre. Au cours de ce siècle, les guerres ont été nombreuses: guerre de succession d'Espagne (1701-1713), guerre de succession d'Autriche (1740-1748), guerre de Sept Ans (1756-1763), ou encore la guerre d'Indépendance américaine (1778-1783). Sur mer, l'ennemi principal était l'Angleterre. La France lui disputait fréquemment le commerce des colonies du Canada, de la Louisiane, des Antilles, des Indes. Malgré ces conflits incessants, la principale cause de mortalité n'était pas le combat avec l'ennemi, mais bien les maladies et sans doute les conséquences de blessures mal soignées s'infectant rapidement. En temps de paix, on comptait une moyenne de trente pour cent de morts par année de voyage sous les tropiques. »*
« Les conditions de vie à bord étaient propices aux maladies : humidité, saleté, vaisseaux surpeuplés, infestés de vermine, conditions malsaines, fatigue de l'équipage, mauvaise alimentation, alcoolisme... Les épidémies y étaient fréquentes. Une des plus redoutables maladies qui a décimé de nombreux équipages était causée non pas par ce qui se trouvait dans la nourriture, mais par ce qu'elle ne contenait pas. Le scorbut ou avitaminose C, provoquée par un manque de vitamine C, était une importante cause de mortalité chez les marins (Lutton, 2007). *»*

Le scorbut débute au niveau des gencives par une tuméfaction violacée des languettes gingivales, alors que le fond de la muqueuse est rose pâle. Puis, les languettes deviennent hypertrophiques, décollées, fongueuses (= spongieuses), saignant au moindre contact, empêchant l'alimentation, ceci étant accompagné d'une salivation abondante, sanieuse (= purulente), fétide et de douleurs assez vives. Cette hypertrophie augmente, engainant les dents d'un tissu fongueux, violacé. Au palais, apparaît un bourrelet œdémateux, ecchymotique, en arrière des incisives et canines, tandis que sur la muqueuse palatine et vélaire, on voit des suffusions sanguines en placard, ou sous forme de pigments purpuriques. Puis, au niveau du rebord gingival, surviennent des ulcérations à fond grisâtre, nécrotique et parfois hémorragique, qui s'étendent sur la muqueuse voisine et dénudent l'os alvéolaire. Les dents s'ébranlent peu à peu et tombent. Les douleurs sont intenses, les hémorragies et la salivation sont abondantes, l'haleine est fétide. De nombreuses infections buccales ont évolué très souvent vers des abcès juxta-dentaires et des phlegmons péri-maxillaires. Le malade très amaigri, anémié, atteint d'hémorragies cutanées sous forme de purpura, meurt dans l'adynamie avec des troubles rénaux et cardiaques (Riaud, 2007).

Pythéas

Navigateur originaire de l'antique Marseille, il effectue, vers 340 - 325 av. J.-C., un voyage dans les mers du nord de l'Europe et aurait été le premier explorateur à avoir décrit les phénomènes polaires et les tribus celtes de Grande-Bretagne, ainsi que les tribus germaniques des rives de la mer du nord et peut-être même celles de la mer Baltique. Après deux ans de voyage, *« les compagnons de Pythéas ont pris quelques rides : ... édentés pour la plupart, des marins aux gencives pourries, ...* (Poivre d'Arvor, 2003) *»*

Philippe II Auguste (1165-1223)

En 1190, Philippe Auguste embarque avec Richard Cœur de Lion (1157-1199) pour la troisième croisade. Lors du transport vers la Terre sainte, les deux rois présentent en même temps tous les symptômes du scorbut. Progressivement, le Français se rétablit (fameuse arnaldia). Cela n'est pas mentionné pour l'Anglais (Delaborde, 1882).

Saint Louis (1214/1215-1270)
Lors de la septième croisade, après la conquête de Damiette, le 8 juin 1249, au siège de Mansourah, le roi, ainsi que ses troupes, sont atteints de scorbut. Ils n'en savent rien, mais, à l'approche de Damiette, les choses s'aggravent. « *Nous ne mangions nuls poissons dans le camp pendant tout le carême, excepté des bourbettes ; et les bourbettes mangeaient les gens morts, parce que ce sont des poissons gloutons. Et à cause de ce malheur, et à cause de la malignité du pays, où il ne tombe jamais une goutte d'eau, nous vint la maladie de l'armée, qui était telle, que la chair de nos jambes séchait toute, et la peau de nos jambes devenait tachetée de noir et de couleur de terre, ainsi qu'une vieille botte ; et à nous qui avions telle maladie, il venait de la chair pourrie aux gencives ; ce dont chacun était horriblement puant de la bouche. A la fin, guère ne furent épargnés par cette maladie* (Joinville, 2006)... » Et cela ne fait que commencer. « *La maladie commença à empirer dans le camp de telle manière, qu'il venait tant de chair morte aux gencives de nos gens, qu'il fallait que les barbiers ôtassent la chair morte, pour leur donner moyen de mâcher les aliments et d'avaler. C'était grande pitié d'ouïr geindre dans le camp les gens auxquels on coupait la chair morte ; car ils criaient tout ainsi que femmes qui sont en train d'accoucher* (Joinville, 2006). »

Vasco de Gama (v. 1469-1524)
Pendant son voyage vers les Indes en 1497-1498, Antão-Vas de Camões, compagnon de Vasco de Gama et parent du célèbre poète portugais du XVIe siècle, relate : « *Leurs gencives se gonflaient, étaient déformées, la chair pourrissait à mesure qu'elle croissait. Elle pourrissait en dégageant une odeur si fétide et si affreuse que l'air en était empuanti. Nous n'avions pas d'habiles chirurgiens, ni de médecins adroits, mais sans praticien instruit il fallait bien cependant tailler et couper la chaire déjà putréfiée, car quiconque l'avait ne tardait pas à mourir...* ». Cette année-là, 100 hommes d'équipage sur 160 périrent du seul fait du scorbut (Bevillon, 1992 ; Lutton, 2007). Poivre d'Arvor (2003) précise : « *Début 1498, tous les membres de l'équipage ont perdu du poids, (...) ils sont blêmes, leurs gencives gonflent, ulcérées, noires comme le charbon, leurs*

dents se déchaussent. Au début, on compte celles qui tombent, puis celles qui restent. Bientôt, ces bouches édentées se taisent, effarées. Elles ne peuvent plus croquer la chair des noix de coco... Le scorbut ne les quittera plus désormais... Leur haleine est infecte, celle de la chair qui se décompose. » Au 20 mai, ils sont en vue de Calicut, aux Indes. Paulo de Gama, le frère de l'explorateur, est mourant. Il est couvert de plaques noires. Il a perdu ses dernières dents au passage du cap de Bonne-Espérance. L'apport de nourriture fraîche, dont des oranges, semble le revigorer. Malgré tout, devant les îles du Cap-Vert, il s'effondre dans les bras de Vasco (Poivre d'Arvor, 2003).

Jacques Cartier (1491-1557)
Le 3 mai 1536, lors de son deuxième voyage, Jacques Cartier quitte le Canada. Au cours de son séjour, il voit son équipage décimé par une épidémie de scorbut. Son expédition aurait été compromise si les Indiens ne leur avaient pas procuré un remède : une potion à base de cèdre blanc. D'après Lamendin (2007), Jacques Cartier aurait appris, des Indiens, la valeur antiscorbutique des extraits d'aiguille de pin (Lamendin, 2007).

Autres explorateurs
En 1593, Sir Richard Hawkins (1562-1622), un navigateur anglais, démontre que le citron est très efficace contre le scorbut, ce qui est confirmé en 1601, par son éradication pour la première fois dans un voyage intercontinental Angleterre-Indes et aussi par l'amiral suédois Henrik Fleming en 1628. De 1740 à 1744, la circumnavigation de l'amiral George Anson (1697-1762) qui, face à la perte de 1 812 hommes sur les 2 000 ayant embarqué avec lui, a noté l'importance d'utiliser des agrumes dans la prévention de cette maladie et a ainsi contribué à sa guérison (Bown, 2003).
Il est important de signaler que l'équipage de Christophe Colomb (1451-1506) a subi également les assauts du scorbut. Le Gênois aurait abandonné, sur une île des Caraïbes, plusieurs marins atteints du scorbut qui auraient survécu en consommant du citron sur l'île de Curaçao (*« Guérison »* en portugais, nom donné à cette île par ceux qui les ont repêchés (Poivre d'Arvor, 2003)). Bougainville (1729-1811) entame, en 1766, un tour du monde. Dans son journal, il écrit : *« La pluie fut continuelle,*

aussi le scorbut... (Poivre d'Arvor, 2003) » Egalement touchées par cette maladie, citons les expéditions de Fernand de Magellan (1480-1521) par le détroit de Magellan de 1519 à 1522, et celle de Francis Drake (1542-1596) par le cap Horn de 1577 à 1580.

Vitus Béring (1681-1741)
Cet explorateur danois au service de la marine russe, dont l'exactitude du travail cartographique a été prouvée par James Cook, a donné son nom au détroit de Béring, à la mer de Béring, à l'île de Béring et au pont de glace du détroit de Béring. Lors de sa première expédition, en 1728, il remonte au nord jusqu'à ne plus trouver terre et démontre ainsi en empruntant « son » détroit que les continents américains et eurasiens sont séparés par de l'eau. Il ne voit pas le continent américain, ce qui lui est reproché à son retour. Pendant son voyage qui dure trois ans, son équipage est décimé par le scorbut. Il décède en 1741. Son corps et celui de cinq de ses marins ont été exhumés en 1991. Ramenés à Moscou, des médecins ont procédé à la reconstitution crânio-faciale du visage de Béring. De même, ils ont pu affirmer que ses dents ne portaient aucune trace de scorbut, montrant ainsi qu'il était mort d'une autre maladie (https://fr.wikipedia.org, 2009)

James Cook (1728-1779)
Le capitaine James Cook, célèbre navigateur anglais, faisait distribuer de la choucroute deux à trois fois par semaine à ses équipages qui ont bénéficié d'une santé parfaite sans jamais souffrir du scorbut pendant les trois années et dix-sept jours que la navigation a duré. Dans ses expéditions en Australie, Cook a découvert des vertus antiscorbutiques similaires au pourpier, ancienne herbe à salade (Lamendin, 2007). Dans sa première expédition (1768-1771) consacrée à l'exploration de l'océan Pacifique sud, au mois d'août 1770, aucun de ses marins n'est décédé du scorbut. Cook avait introduit le chou et le citron dans l'alimentation de l'équipage. Ainsi, le succès des trois expéditions du capitaine Cook tient davantage aux mesures sanitaires qu'il a employées qu'à ses « remèdes ». Cook faisait en effet régner au sein de ses équipages des règles strictes d'hygiène et multipliait les escales afin de s'approvisionner en

vivres frais (Magré, 1995 ; Lutton, 2007). Pour avoir réussi à préserver la santé de son équipage, Cook a reçu la médaille Copley en 1776, médaille scientifique délivrée par la Royal Society de Londres.

Jean-François Galaup (1741-1788 (?)), comte de La Pérouse

La Pérouse était très soucieux de la santé de ses hommes. En 1773, en mission pour un an dans l'océan Indien, il est parvenu à ne pas perdre un seul homme pour cause de maladie. Partout où il a pu faire escale, il a nourri son équipage de fruits et de viandes fraîches. A bord, il a réussi à obtenir une propreté méticuleuse. En 1782, son expédition de la baie d'Hudson, si elle est couronnée de succès par la prise de deux forts britanniques, se révèle un désastre, puisque, sur les 536 marins de son équipage, 400 sont revenus malades et 70 sont décédés du scorbut, la « peste de la mer ». En 1785, à la veille de son départ pour la mission qui lui est confiée par Louis XVI, il prend soin de remplir les cales de ses deux navires d'aliments réputés pour leurs propriétés antiscorbutiques : malt, oignons et choucroute (Paressant, 1995 ; Lutton, 2007). S'inspirant des recommandations de Cook, La Pérouse décide de concentrer toute son attention sur le malt et la choucroute, notamment. Aussi, n'y a-t-il pas le moindre citron, ni la moindre orange au fond des cales de la petite escadre au départ de Brest. Plus tard, il a su appliquer les mesures sanitaires de son prédécesseur et les imposer à son équipage (Lutton, 2007). *« ... mais les vivres frais soit végétaux, soit animaux, guérissent si radicalement que nos équipages nourris pendant un mois de cochons traiter aux issles des navigateurs sont arrivés à la baye botanique mieux portants qua leur départ de France, quoiqu'ils n'eussent abordé a terre que pendant 24h... Et je considère que le malt de bière, la bière de Prusse, le vin, la choucroute ne sont antiscorbutiques, que parce que les substances, liquides ou solides s'altèrent très peu et constituent un aliment propre à l'homme ; elles ne sont cependant pas suffisantes pour guérir le scorbut, mais bien pour le retarder, et sous ce point de vue on sauroit trop en recommander usage et je regarde comme des subtilités en médecine, les airs fixes des docteurs anglais et français : on en avaleroit a pleines bouteilles qu'il ne fairoit pas autant de biens aux marins que de bonnes tranches de*

rosbif, des tortues, du poisson, des fruits ou des herbes (La Pérouse, 1788). »
Pourtant, dans sa dernière lettre écrite pour sa femme Eléonore, le 7 février 1788, La Pérouse signale : *« Tu me prendras à mon retour pour un vieillard de cent ans ! Je n'ai ni dents ni cheveux... »* Atteint de scorbut, il a perdu toutes ses dents (Lamendin & al., 2006 ; Launet, 2008 ; Gasse, sans date).

James Lind (1716-1794)
Quant à James Lind, médecin écossais et pionnier de l'hygiène dans la marine royale britannique, il a mené ce qui est considéré aujourd'hui comme un des premiers tests scientifiques. Embarqué à bord du *Salisbury*, le 20 mai 1747, ayant divisé un groupe de 12 marins atteints du scorbut en six groupes de deux, il administre, à chacun, différentes substances : du cidre, de l'élixir de vitriol, du vinaigre, une concoction d'herbes et d'épices (laxative), de l'eau de mer, des oranges et des citrons. Seul, le dernier groupe ayant consommé des agrumes a rapidement guéri du scorbut, les stigmates de la maladie ayant disparu de la peau et des gencives en quelques jours. Il publie ses résultats en 1753 (Lind, 1756). Mais, ce n'est qu'à partir de 1795, que la Navy a suivi les recommandations du médecin écossais en faisant distribuer du jus de citron vert sur tous les vaisseaux britanniques (Lind, 1780).

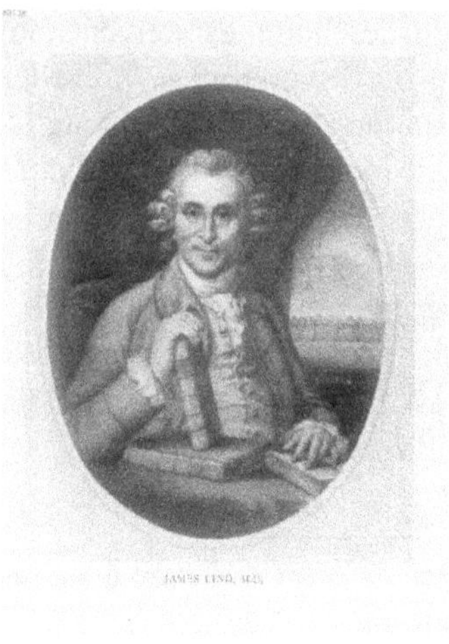

James Lind (1716-1794), (BIUS, 2011).

L'Empire et le scorbut

Cette pathologie est retrouvée notamment chez les soldats des corps expéditionnaires de Bonaparte en Egypte de 1798 à 1801 (Aubry, 2001). Marchioni (2003) relate notamment que Larrey a dû faire face à une épidémie de scorbut lors du siège d'Alexandrie par les Anglais et qu'il est venu à bout de tous les symptômes en imposant des mesures d'hygiène extrêmement sévères. Au cours de ses campagnes de guerre, de 1796 à 1815, il poursuivra ses recherches sur le scorbut.

Les soldats qui marchent, qui avancent et se battent sont prioritaires. Dans les campagnes d'Europe, depuis 1805 jusqu'à 1810, un autre problème fait irruption : l'absence d'approvisionnement qui, s'il était sommaire jusqu'alors, devient franchement inexistant. Des épidémies de scorbut frappent un peu partout. Souvent associées à d'autres consécutives à la dénutrition, au manque d'hygiène rencontré au cours des grandes campagnes, cette pathologie trouve son apogée au cours de la campagne de Russie. De Kerckhove (1836) mentionne à plusieurs reprises sa confrontation avec cette maladie au cours de cette campagne, puis de celle d'Allemagne en 1813.

L'absorption de fruits frais, en particulier des agrumes, si elle est systématique dans la marine britannique depuis 1795, n'a été que très sporadique dans les armées françaises, pendant les guerres d'Empire. Les marins anglais bien nourris, en bonne santé ont combattu des hommes souvent malades, carencés en vitamine C avec les symptômes précédemment décrits et l'affaiblissement qui en a découlé. Au long terme, la victoire de la Royal Navy était inéluctable, faute de combattants en bonne santé[11].

Références bibliographiques :

Archives nationales, fonds marine, 3JJ 389 f°165 et 3JJ 389 f°166. Lettre de La Pérouse à Fleurieu, Botany Bay, 7 février 1788.

[11] Cet argument, proche de la conjecture, est avancé bien évidemment, sans aucune volonté de prononcer des conclusions qui seraient perçues comme trop hâtives.

Aubry P. « Le scorbut, une maladie des marins du XVe au XVIIIe siècle, toujours d'actualité », in *Med. Trop.*, 2001 ; 61 : 478-480.
Bevillon E, *Jacques Cartier, le scorbut et la bière de sapinette*, Thèse Doct. Pharm., Nantes, 1992.
Bibliothèque interuniversitaire de Santé, communication personnelle, Paris, 2011.
Bown Stephen, *Scurvy*, Thomas Allen Publisher, Toronto, 2003.
De Kerckhove J. R. L., *Histoire des maladies observées à la Grande Armée française pendant les campagnes de Russie de 1812 et d'Allemagne de 1813*, Imp. T.-J. Janssens, Anvers, 1836.
Delaborde Henri-François, *Œuvres de Rigord et de Guillaume le Breton, historiens de Philippe Auguste*, Paris, Renouard, Société de l'Histoire de France, 1882, n° 1, p. 97 et n° 3, p. 116.
Gasse Michel, « La Pérouse et Selkirk », in *http://www.notrefamille.com*, sans date, p. 1.
https://fr.wikipedia.org, *Vitus Béring*, 2009, pp. 1-3.
Lamendin Henri, Emptoz François & Devars François, *Dictons, propos, slogans bucco-dentaires, d'hier et d'aujourd'hui*, Musée dentaire – Faculté Odontologie, Lyon, 2006.
Lamendin Henri, *Soignez votre bouche par les plantes*, L'Harmattan (éd.), Collection Médecine à travers les siècles, Paris, 2007.
Launet Edouard, « La Pérouse jette l'ancre au Palais de Chaillot », in *Libération*, 01/04/2008, http://www.ambafrance-fj.org, p. 1.
Lind James, *Traité sur le scorbut*, Ganeau (éd.), Paris, 1756.
Lind James, *Mémoires sur les fièvres et sur la contagion lus à la Société de Médecine d'Edimbourg*, Jean-François Picot (éd.), Montpellier, 1780.
Lutton Coranie, *Sur les traces de La Pérouse au large de Vanikoro : apport de l'odontologie légale aux fouilles archéologiques*, Thèse Doct. Chir. Dent., Nantes, 2007.
Magré Jean-François, *Apparition des chirurgiens-dentistes dans la marine et la pharmacopée de leur temps, XVIIe-XIXe siècles*, Thèse Doct. Chir. Dent., Nantes, 1995.
Marchioni J., *Place à Monsieur Larrey, chirurgien de la Garde impériale*, Actes Sud (éd.), Arles, 2003.

Paressant Philippe, *Dans les coffres de mer de Monsieur de La Pérouse*, Thèse Doct. Pharm., Nantes, 1995.
Poivre d'Arvor Patrick & Olivier, *Coureurs des mers – Les découvreurs*, Place des Victoires (éd.), Paris, 2003.
Riaud Xavier, *Etude de la pratique odontologique et de ses déviances dans les camps de l'Allemagne nazie*, Thèse Doct. Epistémologie, Hist. Sciences et Techniques, Nantes, 2007.
Sire de Joinville, *Histoire de Saint Louis écrite par son compagnon d'armes*, Jean de Bonnot (éd.), Paris, 2006 (tiré du *Livre des saintes paroles et des bons faiz nostre roy saint Looys* par Jehans de Joinville écrit aux alentours de 1308).

Service de santé et blessés de la Grande Armée

Le service de santé est officiellement créé le 17 janvier 1708, sous Louis XV. Un corps permanent d'officiers de santé comprenant un nombre déterminé au préalable s'élevant à 300 médecins et chirurgiens est instauré. Ils sont cantonnés dans les régiments frontaliers et dans les ports de guerre. Ces praticiens sont placés sous la haute autorité des ordonnateurs et des commissaires de guerre (Sandeau (a), 2004).

Après 1792, l'heure est à la guerre de mouvement, à l'offensive. Si elle abolit les hôpitaux d'instruction et les écoles de médecine, l'Assemblée législative, puis la Convention nationale, organisent des hôpitaux ambulants et sédentaires qui répondent mal à la demande, les blessés ne cessant d'augmenter. Pour pallier à l'insuffisance dramatique en personnel, à la pénurie d'enseignement, le gouvernement rappelle les médecins licenciés en 1788, appelle les médecins civils et les étudiants qui n'ont pas reçu de formation appropriée. Si le nombre de praticiens s'élève de façon significative, la médiocrité médicale est flagrante (Sandeau (a), 2004).

Le 22 février 1794, le ministère de la Guerre met en place un conseil central de santé qui est composé de 9 à 12 officiers de santé appartenant soit à la marine, soit à l'infanterie, en nombre égal. Sous la tutelle des commissaires de guerre réunis en comité de surveillance et d'administration, ils sont répartis en 3 catégories identiques : médecins, pharmaciens et chirurgiens. Ces commissaires contrôlent tout ce qui concerne les hôpitaux : organisation, localisation, hygiène, mutation et formation continue du personnel de santé, etc. Le 19 mai 1794, cette loi est modifiée. Le conseil de santé est abrogé et substitué par des inspecteurs de santé qui n'ont de compte à rendre qu'au ministère. Si le conseil de santé est aboli, en fait, le pouvoir des commissaires s'en trouve augmenté. L'expérience sur le terrain des grands chirurgiens militaires comme Percy, Desgenettes ou

Larrey est totalement passée sous silence et ces fonctionnaires continuent arbitrairement de muter, promouvoir ou suspendre les médecins, d'installer des hôpitaux ou de régir la médecine militaire de campagne, souvent en dépit du bon sens (Sandeau (a), 2004 ; Ducoulombier, 2004 ; Percy, 2002).

A partir du 12 août 1800, le Consulat vote des restrictions budgétaires parce qu'il n'y a plus de guerre. Cet état se prolonge jusqu'à la promulgation de l'Empire. La loi du 12 août 1800 restreint les hôpitaux au nombre de 30. Quatre hôpitaux d'instruction (Lille, Metz, Strasbourg et le Val-de-Grâce en 1814) sont maintenus, mais leurs équipes soignantes sont réduites au minimum. La loi du 7 décembre 1801 ne retient que 16 hôpitaux militaires, dont Rennes, Toulouse, Bayonne, Bruxelles et Aix-la-Chapelle, notamment. De nombreux officiers de santé sont limogés sans tenir compte du savoir et des compétences qu'ils ont acquises au front. La pénurie de personnel militaire soignant est si importante que de nombreux soldats doivent être réorientés vers des structures médicales civiles susceptibles de les accueillir. Pendant toutes les guerres napoléoniennes, le nombre des hôpitaux sur le territoire souffre d'une véritable insuffisance en infrastructures et en personnels qui est très nuisible, ce qui au long terme, aboutit à un dommage extrêmement préjudiciable pour la Grande Armée. Ces hôpitaux n'ont de cesse de subir des règlements inadaptés et inappropriés pour des formations sanitaires militaires, règlements imposés sous le Directoire, puis le Consulat. Un exemple : sous l'injonction de Percy, les infirmiers ne voit qu'en 1809, la constitution d'un corps d'infirmiers au sein de l'armée. Auparavant, des civils, à la moralité douteuse, puisqu'ils sont plus préoccupés par le contenu des poches des blessés que par les soins qu'ils sont censés leur prodiguer, et à la formation médicale très improbable, remplissaient cette charge (Sandeau (a), 2004 ; Ducoulombier, 2004 ; Percy, 2002).

La direction des hôpitaux est confiée aux commissaires de guerre, mais aussi aux conseils d'administration des hôpitaux qui répondent à l'autorité du Directoire central des hôpitaux qui est lui-même localisé à Paris. Ces commissaires de guerre sont très décriés. En effet, outre les mutations du personnel de santé, ils doivent approvisionner les hôpitaux en matériel et en fournitures médicales. Bien souvent, le budget qui leur est alloué à cette fin est détourné à leur seul profit. Si les commandes sont parfois passées, elles sont loin d'aboutir à leur destination première et trouvent d'autres voies inattendues. Les hôpitaux militaires sont malheureusement dépourvus d'équipement. Le manque d'hygiène y est roi et les malades, ou blessés, dorment à plusieurs dans le même lit, sans distinction de pathologies. Un typhique peut dormir dans le même lit qu'un blessé de guerre. Le dénuement est total : pas de nourriture, pas de moyen thérapeutique, pas de pansement, etc. Les locaux sombrent dans l'insalubrité absolue. Les blessés ne sont pas suivis, pas soignés, pas lavés, pas changés, pas nourris. Les cas de gangrène se multiplient, de même que les épidémies. La mortalité y est florissante et s'aggrave lors des convois de blessés qui reviennent du front (Espagne (1808), Allemagne (1813), etc.). Ainsi, en est-il des hôpitaux de Bayonne et de Toulouse, en 1808, qui sont submergés et qui doivent se décharger de l'excédent de patients sur les autres villes du sud de la France. Ne recevant pas de soins adaptés, ces hôpitaux deviennent finalement de vulgaires mouroirs où des malades tombés dans la chronicité viennent y terminer leur vie (Sandeau (a) et (b), 2004 ; Musée de l'Armée, sans date ; De Kerckhove, 1836).

Malgré tout, certains hôpitaux surnagent et bénéficient d'une attention particulière des pouvoirs publics qui leur confèrent les moyens dont ils ont besoin pour garantir la plus grande efficacité. Ainsi, Lille et Strasbourg ont une excellente notoriété. L'hôpital du Val-de-Grâce voit de grands noms de la chirurgie y exercer (Desgenettes, Broussais, Larrey). L'hôtel des Invalides, sous la direction de Coste et avec l'aide de Sabatier, et d'Yvan, délivre des soins de qualité. Enfin, l'hôpital du Gros-Caillou, qui appartient à la Garde, est pourvu des équipements les plus modernes pour l'époque. Rien n'est trop bon pour ce corps d'élite. Larrey y pratique en tant que chirurgien-chef, Sue, médecin-chef et Sureau, pharmacien-chef. Les soldats y sont bien traités. Les équipes médicales sont multiples et très bien fournies. Ainsi, en 1813, elles sont formées de 3 médecins, de 15 pharmaciens et de presque 50 chirurgiens. De plus, cet hôpital dispose de son propre corps d'infirmiers (Marchioni, 2003).

A la fin du Consulat, le service de santé est en sous-effectif. Il n'y a guère plus de 800 officiers de santé, dont 490 chirurgiens pour les corps d'armée, 90 chirurgiens, 30 médecins et 90 pharmaciens dans les hôpitaux et 11 chirurgiens, et 4 pharmaciens dans la Garde. Il ne faut pas oublier les 6 de l'inspection générale (voir plus bas), 25 professeurs et 59 chirurgiens, 9 médecins, et 30 pharmaciens qui sont dans l'attente d'une affectation (Sandeau (a), 2004).

Au début de l'Empire, le conseil de santé est abrogé encore une fois et l'autorité principale est toujours entre les mains des commissaires de santé qui demeurent au quartier général des armées. Ils conservent leur aura. Au moment où Napoléon engage sa Grande Armée sur tout le continent européen, le service de santé de la Grande Armée est déficient et ne peut pas subvenir aux besoins des blessés par manque d'effectifs, de ravitaillement en fournitures médicales, d'hôpitaux ambulants et, à l'arrière, par la suppression des hôpitaux d'instruction, par l'absolutisme des commissaires de guerre qui sont incompétents en matière médicale et qui ne cherchent qu'à faire du profit au détriment des blessés, par l'absence enfin de crédibilité des chirurgiens qui sont plus raillés par l'état-major que respectés. D'ailleurs, Napoléon leur interdit le champ de bataille pour ne pas perturber le déroulement des opérations. La Garde impériale qui bénéficie de toute l'attention de Napoléon est le seul corps d'armée à posséder son propre service de santé qui est placé sous l'égide de Dominique Larrey. Il est muni de tout le matériel nécessaire, des ambulances mobiles à profusion et de personnel de santé de grande compétence. Ses soldats en convalescence sont rapatriés vers Paris, à l'hôpital du Gros-Caillou. Napoléon bénéficie de son ambulance personnelle qui est dirigée par le baron Yvan (Sandeau (a), 2004 ; Marchioni, 2003).

Pendant toute la période que dure l'Empire, les chirurgiens les plus illustres ne manquent pas de faire entendre leur voix et de protester contre le marasme médical où ils se trouvent. Leurs démarches atteignent jusqu'à Napoléon en personne. Ils réclament la constitution d'un vrai corps de santé, un statut authentique pour le personnel de santé, des moyens financiers pour établir des hôpitaux en plus grand nombre et les approvisionner en fournitures suffisantes. Coste, médecin en

chef des Armées, émet des rapports qui fustigent si violemment la réalité qu'il se fait démettre de ses fonctions et renvoyer au poste subalterne de médecin en chef des Invalides. Heurteloup, quant à lui, parvient à se faire écouter de l'Empereur après Wagram, en 1809. Ce dernier l'autorise à gérer les hôpitaux installés à Vienne. Si Percy est écouté de Napoléon, aucune de ses suggestions n'aboutit (Ducoulombier, 2004 ; Percy, 2002).
Les officiers de santé sont soit des médecins, soit des chirurgiens, soit des pharmaciens. Ce ne sont pas des militaires de carrière et s'ils sont limogés, ils le sont sans solde ni pension. Ils ne sont pas respectés par les autres corps d'armée et sont sous le contrôle absolu des commissaires de guerre, ce qui gèle toute efficacité particulièrement au sein des hôpitaux et plus généralement au sein du service de santé. D'organisation soldatesque, il n'y a que trois grades : chirurgien major ou de 1ère classe, chirurgien aide major ou de 2ème classe, ou enfin chirurgien sous-aide major ou de 3ème classe. Pour les médecins, il n'y a que deux grades, les deux premiers. D'ailleurs, leur uniforme est celui des officiers. Ils portent une épée d'officier d'infanterie (Sandeau (a), 2004). Leur habit et la culotte sont bleus. La veste est bleue pour les médecins, rouge pour les chirurgiens et verte pour les pharmaciens. Les collets, revers et ornements sont noirs pour les médecins, cramoisis pour les chirurgiens et verts pour les pharmaciens. Les grades sont distincts les uns des autres et sont repérables au niveau des boutons, et des broderies disposées sur l'uniforme. Le chapeau n'a qu'une seule couleur et présente un plumet rouge. Ils marchent avec les hommes ou parmi eux. Quelques-uns, les chirurgiens majors, ont le privilège d'une monture. La nuit, ils dorment à la belle étoile ou sous une tente. Quelquefois, les ruines d'une maison les contentent. Pour l'alimentation, comme les soldats, ils se nourrissent chez l'habitant. Mais, les consignes de Larrey et de Percy sont, à ce sujet, sans équivoque. C'est avec leur bourse qu'ils le rémunèrent, le pillage n'étant pas toléré dans le corps médical (Sandeau (a), 2004 ; Musée de l'Armée, sans date).
Ces praticiens émérites sont supervisés par le médecin ou par le chirurgien en chef qui lui-même rend des comptes au médecin ou au chirurgien inspecteur général. Sous l'Empire, l'inspection générale comprend 6 membres : 2 médecins (Desgenettes,

Coste), 3 chirurgiens (Heurteloup, Larrey et Percy) et 1 pharmacien (Parmentier). Ce comité, dont le principe a été mis en place en 1796, est placé sous la haute autorité des ordonnateurs et des commissaires de guerre. Cette structure constitue la direction du service de santé et siège au quartier général de l'armée. Son rôle est de veiller à l'organisation des hôpitaux de campagne sur le front et à l'arrière, et de surveiller le bon transit des blessés des premiers vers les seconds (Sandeau (a), 2004 ; Musée de l'Armée, sans date ; De Kerckhove, 1836).

Avec la prolifération des batailles et des victoires, il devient indispensable de lever d'autres armées et de soigner au mieux les blessés pour qu'ils puissent rapidement retourner se battre. En 1807-1808, le nombre des officiers de santé est très augmenté, puisqu'il est de 2 500 hommes, mais il reste très inférieur aux besoins réels de la Grande Armée, car ses effectifs ont dans le même temps été multipliés par trois. Pourtant, le service de santé ne cesse de se développer : 3 800 officiers de santé en 1809, 4 500 en 1810 et, après 1812, plus de 5 000. Le besoin en chirurgiens est énorme et pose de vrais problèmes de recrutement. Ils sont en première ligne pour opérer les blessés, changer leurs pansements et veiller à leur plus prompt rétablissement (Sandeau (a), 2004). Les pharmaciens viennent ensuite. Ils sont primordiaux dans la délivrance, aux blessés et malades, de potions, drogues, mixtures et autres médicaments qu'ils concoctent eux-mêmes. Les médecins récoltent, quant à eux, d'un rôle ingrat, puisqu'ils disposent de peu de moyens thérapeutiques et d'un diagnostic qui demeure souvent erroné. Pourtant, ils sont les premiers à prendre conscience du rôle prépondérant des mesures d'hygiène dans le cadre des épidémies qui frappent la Grande Armée. C'est dans le dévouement et dans l'abnégation offerts aux malades atteints de ces fléaux qu'ils ont atteint une dimension héroïque. Le recrutement s'opère principalement par réquisition, par commissionnement ou par conscription. Si d'excellents praticiens se retrouvent aux combats à officier, beaucoup d'autres sont pitoyables et n'ont reçu qu'une formation médicale très sommaire. Ainsi, Légion d'honneur et noblesse d'Empire ne sont allés principalement qu'aux officiers de santé

militaires (Sandeau (a), 2004 ; Musée de l'Armée, sans date ; De Kerckhove, 1836).
Après les combats, le sol est jonché de débris, de cadavres et de blessés. Le champ de bataille est un spectacle si désolé, si terrible, en particulier lors de batailles particulièrement meurtrières comme Wagram (1809), par exemple, que Napoléon en a des larmes aux yeux. L'Empereur ne veut pas que les non-combattants gênent la marche de ses soldats. Aussi, leur demande-t-il de rester à l'arrière. Les blessés légers, ceux qui peuvent marcher, peuvent rejoindre l'ambulance la plus proche. Les autres atteints au ventre, qui perdent leur sang, qui ont été touchés aux membres inférieurs ne sont ramassés que de nombreuses heures après la cessation des combats, voire plusieurs jours après. Autrement dit, le plus souvent, ils sont morts dans d'atroces souffrances, seuls, dans le froid, alors que nombre d'entre eux auraient pu être sauvés avec un service médical performant (Sandeau (b), 2004). Au cours de l'épopée napoléonienne, les soldats qui marchent, qui avancent et se battent sont essentiels. Les autres, qui sont blessés ou malades, qui tombent enfin, gênent la marche des premiers. L'avarice de l'administration dirigeante génère une précarité et une insalubrité des hôpitaux de campagne où l'absence d'équipement, l'absence de soins, d'hygiène et d'une alimentation appropriée voient des malades et des blessés s'entassés pêle-mêle dans les bivouacs ou dans les cantonnements régimentaux, sans distinction de blessures, de pathologies, de symptômes ou de gravité. Dans les campagnes d'Europe, depuis 1805 jusqu'à 1810, un autre problème fait irruption : l'absence d'approvisionnement qui, s'il était sommaire jusqu'alors, devient franchement inexistant (Lemaire, 1992, 1999 & 2003). Plus les batailles sont meurtrières et plus les chirurgiens voient leur présence, et leur utilité renforcées au sein des régiments qui montent au combat. Leurs moyens sont si faibles, les caissons d'ambulance contenant les instruments de chirurgie et la charpie pour les pansements n'étant jamais là au moment opportun, que les échanges entre praticiens foisonnent, mais se résument à l'essentiel le plus souvent : la scie du menuisier pour les amputations, la pince du cordonnier pour les extractions dentaires notamment, ou encore le couteau

du boucher, ou du cuisinier, etc. (Sandeau (b), 2004 ; Ducoulombier, 2004 ; Percy, 2002, De Kerckhove, 1836).

Si le service de santé est extrêmement bien structuré, les problèmes principalement rencontrés résident dans l'absence d'équipement et de ravitaillement. Pas de tente, pas de lit, de la paille pour seul revêtement au sol, avec son cortège d'insectes. Les granges, les maisons abandonnées ou réquisitionnées sont rudimentaires, précaires et vétustes. Les blessés sont assistés aux combats par des chirurgiens régimentaires. Un régiment est composé de quatre bataillons. Pour l'ensemble des soldats, est présent un chirurgien major assisté de huit confrères par régiment. Chacun dispose d'une trousse chirurgicale. Pour une division, une ambulance divisionnaire, formée d'un médecin, de six chirurgiens et de quatre pharmaciens, est associée. Les hommes qui la composent sont ceux qui installent les hôpitaux mobiles destinés aux premiers soins. Les blessés sont acheminés vers l'arrière, en retrait du champ de bataille, vers les dépôts d'ambulance qui sont aménagés dans des bâtiments désaffectés (châteaux, maisons, églises, etc.). Ces petites structures doivent pouvoir se diviser très vite en petites sections susceptibles de rejoindre le front en fonction de l'urgence des besoins. En bonne logique, chaque régiment dispose de quatre caissons d'ambulance qui sont des caissons de munitions réaffectés au service médical et qui transportent les instruments de chirurgie, 50 kg de charpie et 100 kg de linge pour les pansements, 2 matelas, et 6 brancards. Chacun incorpore aussi une caisse de pharmacie riche en onguents divers et en drogues. Avant 1805, étrangement, le nombre de ces caissons est restreint par décret et de quatre, il passe à un par régiment. Ils sont tractés par quatre chevaux et pilotés par un manœuvre (Sandeau (a), 2004 ; Musée de l'Armée, sans date ; De Kerckhove, 1836).

En réalité, des locaux insalubres, une absence totale d'hygiène et d'asepsie, des pansements sommaires sans suivi, des chirurgiens débordés par le nombre des blessés, un mépris total de l'homme et de l'humanité en général, voilà dans quelles conditions évoluent les opérants et les opérés. Les chirurgiens amputent à une vitesse pharamineuse, Larrey battant toutes les statistiques à ce sujet et spectacle affligeant, l'amoncellement des membres découpés qui s'empilent à proximité, attaqués par les premiers bataillons d'insectes. Il n'y a pas d'anesthésie. Les soldats sont maintenus sur une chaise par deux aides. De temps en temps, ils peuvent boire deux verres de gnôle avant l'intervention. Dans le silence la plupart du temps, les blessés subissent les événements. Parfois, ils s'évanouissent. Puis, ils sont pansés avec les moyens du bord. Souvent, le pansement souillé d'un soldat mort est réutilisé, la pénurie en linge et en charpie étant bien réelle (Sandeau (a) et (b), 2004 & Musée de l'Armée, sans date).

Puis, vient le temps de l'évacuation vers les hôpitaux de l'arrière qui sont fréquemment de fortune, établis dans des endroits inappropriés à cet effet. Aucune organisation ne surnage dans ce flot ininterrompu d'opérations et d'arrivées des hommes à soigner. Les blessés en partance, censés être en convalescence, sont entassés dans des charrettes, sans distinction de pathologies. Ils restent ainsi le temps du voyage qui dure plusieurs jours, sans que le pansement ne soit changé, sans qu'une alimentation adéquate ni de l'eau ne soient données, sans couverture pour se protéger du froid, sans avoir la possibilité de descendre pour les besoins. Ils arrivent plus morts que vifs à destination. Ces hôpitaux de campagne sont des mouroirs dépourvus de tout, sans hygiène, ni asepsie, où des flambées épidémiques surviennent et les cas de gangrènes prolifèrent. Ces épidémies (typhus, choléra, dysenterie, scorbut, fièvre jaune, etc.) apparaissent sporadiquement dans les premières campagnes de la Grande Armée, partout, en fait, où la misère et la saleté ont matière à se développer. Le typhus notamment suit l'armée impériale dans toute son épopée. A partir de 1812, le soldat français est harcelé au quotidien par cette maladie qui ne le quitte plus (Sandeau (a) et (b), 2004).

D'ailleurs, des études archéologiques le démontrent. En décembre 1812, la Grande Armée fait retraite sur Vilnius. En automne 2001, une fosse commune contenant des ossements de soldats français par centaine y est exhumée. Les recherches sont confiées au CNRS. Cette équipe commence, au cours des fouilles du site, l'étude anthropologique et l'analyse des uniformes. Les prélèvements de terre, de tissus et de dents sont remis à l'Unité des Rickettsies et pathogènes émergents du CNRS. Les scientifiques sont parvenus à séparer les poux des prélèvements par une technique de leur invention. Cinq catégories de poux ont pu être ainsi repérées. Dans trois d'entre elles, la bactérie *Bartonella quintana*, vecteur de la maladie du typhus, a été isolée. A suivi l'étude des dents de 35 soldats à partir de la pulpe dentaire. Cette pulpe, présente sous forme de poudre, après étude ADN, a permis de déterminer l'existence de bactéries ayant contaminé leur hôte : *Bartonella quintana* dans 7 corps et *Rickettsia prowazekii* dans 3 autres. Autrement dit, après examens, 30% des soldats enterrés à Vilnius souffraient des maladies causées par les poux et en seraient morts. Ces insectes, vecteurs de la maladie du typhus, ont donc joué un rôle prépondérant dans la retraite de Russie et dans la mortalité des soldats français à ce moment précis (Raoult, 2001-2010). Cette pathologie a été la première cause de mortalité durant cette campagne. Elle a été responsable de 80 % des morts par maladies.

Percy et Larrey interviennent auprès de l'Empereur pour lui faire sentir combien la situation est intolérable. En 1797, Larrey parvient à imposer son ambulance mobile qui fait ses débuts avec l'armée d'Italie. En fait, il y a deux types de véhicules : la première attelée à deux chevaux peut ramasser deux blessés et la seconde tirée par quatre chevaux, quatre hommes. Sur les côtés, il y a des poches qui transportent du matériel médical (instruments et pansements). En 1812, après la campagne de Russie, ce système est présent dans tous les corps d'armées. Il n'y a que la Garde qui est équipée de façon satisfaisante pendant toute la durée de l'Empire (Marchioni, 2003).
En 1799, Percy met en place le Wurtz avec l'armée du Rhin. C'est un caisson destiné à l'artillerie recouvert de cuir pour transporter des chirurgiens, jusqu'à huit, pour donner les premiers soins aux blessés, ainsi que du matériel médical. Au retour, grâce aux brancards contenus dans le caisson des blessés légers, ils peuvent être évacués. Très inconfortable, ne permettant pas de rapatrier des blessés graves, très coûteux pour les commissaires de guerre puisque tracté par six chevaux, il est totalement disparu en 1810 (Percy, 2002 & Ducoulombier, 2004 ; Sandeau (a) et (b), 2004).
Après la bataille d'Eylau en 1807, Percy réclame la création d'un corps d'infirmiers militaires. Une première compagnie est formée en Espagne, en 1808. Le 13 avril 1809, Napoléon

officialise la création des infirmiers militaires. Ils sont au nombre de 125 répartis en 10 bataillons d'ambulance, dirigés par un homme, le centenier. En septembre 1809, cinq compagnies voient le jour à Vienne, deux en Italie et trois en Espagne. Ils doivent récupérer les blessés, les rapatrier vers l'arrière en les protégeant si nécessaire (Sandeau (b), 2004 ; Percy, 2002 & Ducoulombier, 2004).

En 1805, la Grande Armée, composée d'environ 100 000 hommes, est victorieuse. Austerlitz est l'apothéose d'une campagne menée tambour battant. 2 000 morts et 2 000 blessés sont ses maigres pertes. Tous les blessés sont récupérés et soignés. Presque 50 % survivent. Mais, après le soleil d'Austerlitz, une épidémie de typhus tue environ 12 000 hommes dans les hôpitaux de Vienne et de Brünn (Sandeau (a) et (b), 2004 & Meylemans, 2010).
En 1806, 16 000 hommes sont blessés et malades. Si Iéna et Auerstaedt sont des victoires, elles n'en sont pas moins extrêmement coûteuses en vies humaines. Ceux-ci sont dispersés dans des hôpitaux de campagne ou des installations de fortune. L'absence d'hygiène, d'aliments et de soins provoque la mort de la moitié d'entre eux (Sandeau (a) et (b), 2004 & Ducoulombier, 2004).
En 1807, Eylau tue 3 000 hommes et génère 7 000 blessés qui sont abandonnés sur le champ de bataille pour la plupart ou soignés dans des conditions abominables. Un tiers d'entre eux meurt des suites de leurs traumatismes. La même année, Friedland est une victoire aussi meurtrière et les pertes sont avoisinantes (Sandeau (a) et (b), 2004 & Marchioni, 2003).
En 1809, à Essling, 7 000 hommes sont soignés sur place. A Wagram, les blessés sont convoyés jusqu'aux hôpitaux de Vienne qui sont submergés. Toutefois, la précarité est toujours la même.
La guerre en Espagne, sur toute sa durée, est responsable de la perte de 400 000 hommes. L'année 1808, à elle seule, voit 30 000 malades sur les 250 000 présents dans la péninsule ibérique (Sandeau (b), 2004).
En 1812, si la campagne de Russie semble se dérouler favorablement, elle se termine en désastre absolu. Les blessés sont abandonnés. Les cosaques massacrent tous les hommes qui

leur passent sous la main : blessés, malades, officiers de santé qui sont difficilement remplacés par la suite, etc. 6 000 hommes sont blessés à Smolensk, 10 000 à la bataille de la Moskova qui sont déposés dans les villages alentours où la plupart décèdent (Sandeau (a) et (b), 2004). Si les victoires s'enchaînent, chacune d'entre elles affaiblit davantage la Grande Armée qui fond comme neige au soleil. Le retour de Moscou à Smolensk tue les ¾ des blessés et malades. Au passage de la Bérézina, ils sont laissés sur place. *« Leurs derniers moyens de se nourrir sont leurs mâchoires et leurs dents pour mordre et extraire de la viande sur des corps morts. Mais les crevasses, gelures et gerçures sur leurs visages et leurs bouches les blessent à chaque effort de mastication ; même les joues et les nez gèlent. Une plaie ouverte en plein froid, c'est la mort assurée, les blessures ne se referment pas, puis c'est l'infection généralisée* (Meigner, 2011-2012, p. 141). *» « Si le froid ne tue pas dans l'immédiat, il provoque des blessures, des mutilations qui handicapent le soldat (préhension, mastication, vision) et l'empêchent de s'alimenter* (Meigner, 2011-2012, p. 141). *»* La débandade ne permet aucun soin, même si des chirurgiens décident de se sacrifier en restant près de leurs patients (Riaud (b), 2010). Le typhus prolifère. A Vilna, 25 000 blessés sont répartis dans les hôpitaux de la ville. 3 000 survivent. D'après Oleg Sokolov, 300 000 hommes seraient morts lors de la campagne de Russie. Cinq hommes sont morts suite à une maladie pour un au cours des combats (de Faber du Faur, 1812 ; Marchioni, 2003 ; Muylemans, 2010).

22 000 blessés, lors de la campagne de Saxe en 1813, sont hospitalisés dans les villes de retraite : Ulm, Leipzig, Bautzen, etc. Le typhus est omniprésent. Le 1er octobre 1813, la maladie arrive à Mayence. 4 500 soldats sont hospitalisés dans cette ville. Environ 1 130 sont morts des suites du typhus. D'après Desgenettes, qui est en cantonnement dans la citadelle de Torgau, d'octobre 1813 à janvier 1814, la garnison, qui possède 25 000 hommes, en voit mourir 13 448 sans tirer un coup de fusil (Meylemans, 2010).

Les blessés et malades de la campagne de France sont laissés sur le champ de bataille. Les paysans ferment leurs portes à ces soldats porteurs du typhus.

La bataille de Waterloo est titanesque. Environ 15 000 Français restent au sol. Personne ne vient chercher les blessés. La débâcle est totale (Sandeau (a) et (b), 2004).

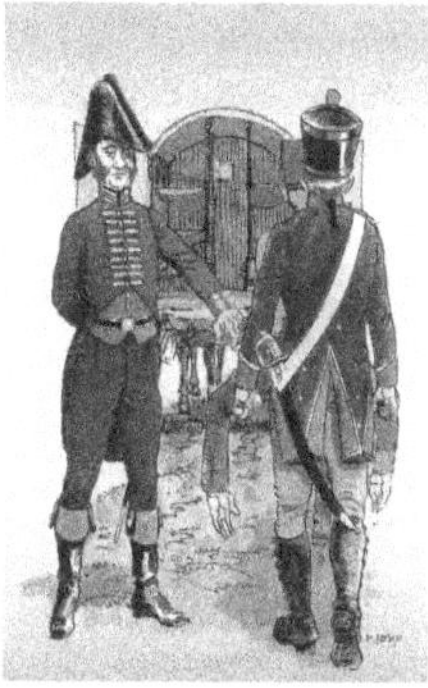

Uniforme d'un chirurgien du service de santé de la Grande Armée (Jounieaux, 2010).

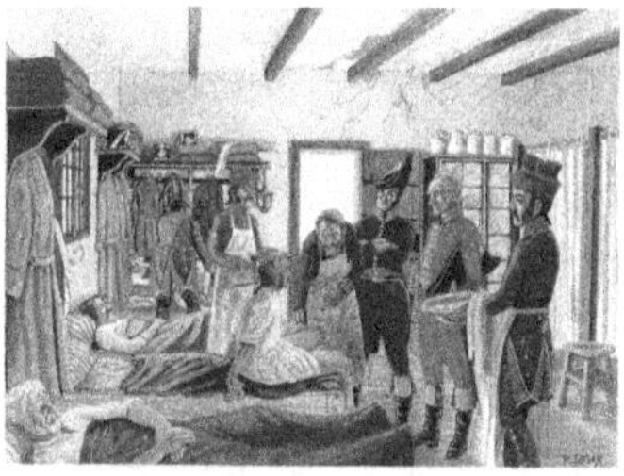

Infirmerie de la Grande Armée (Jounieaux, 2010).

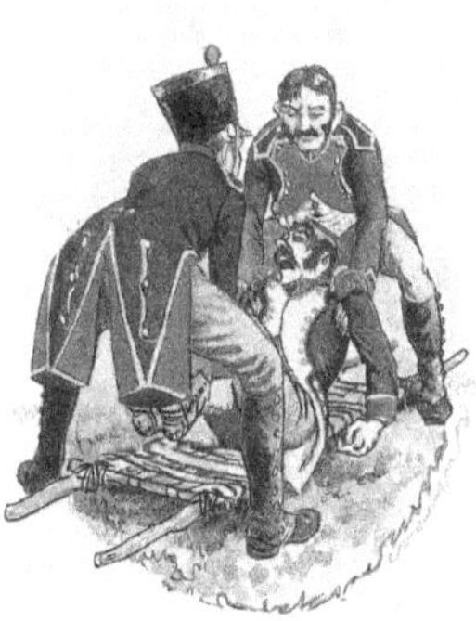

Brancardiers de la Grande Armée (Jounieaux, 2010).

Epaulettes des chirurgiens de la Grande Armée (Rigo, 1978).

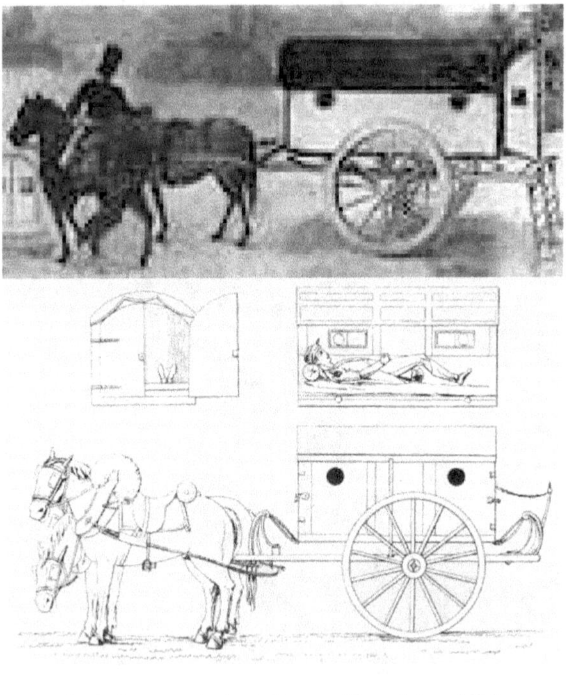

Ambulance volante de Larrey (domaine public).

La photographie n'existant pas à cette époque, ce sont quelques caractéristiques anthropométriques du visage qui apparaissent sur les ordres de démobilisation.

« Nous soussignés, Membres du Conseil d'administration du corps royal des Chasseurs à cheval de France, certifions avoir donné congé absolu à Merme Jean-Marie, chasseur, dit de la 1ère compagnie du dit corps, natif de Ravins, département du Mont-Blanc, âgé de 35 ans ; taille de 1 mètre 70 cent., cheveux et sourcils bruns, front couvert, nez long, bouche moyenne, menton rond, visage rond ; compris au registre-matricule du corps sous le n° 66. – Le présent congé accordé en vertu de la décision de son Excellence le maréchal duc d'Elchingen.

Fait à Saumur, le 30 juillet 1814.

Les Membres du Conseil d'administration.

Plentin Nosphem, Cap. Rabuisson, Lonmann, Chef d'escadron, Lefèbvre-Desnouette (Bourachot, 2011). *»*

Références bibliographiques :

Bibliothèque interuniversitaire de Santé (BIUS), communication personnelle, Paris, 2011.

Bourachot Christophe, *Les hommes de Napoléon – Témoignages (1805-1815)*, Omnibus (éd.), Paris, 2011.

De Faber du Faur C., *Campagne de Russie 1812*, Flammarion (éd.), Paris, 1812.

De Kerckhove J. R. L., *Histoire des maladies observées à la Grande Armée française pendant les campagnes de Russie de 1812 et d'Allemagne de 1813*, Imp. T.-J. Janssens, Anvers, 1836.

Ducoulombier Henri, *Le baron Pierre-François Percy, chirurgien de la Grande Armée*, Librairie historique Teissèdre, Paris, 2004.

Jounieaux Pierre, communication personnelle, Aix-en-Provence, 2010.

Lemaire Jean-François, *Napoléon et la médecine*, François Bourin (éd.), Paris, 1992.

Lemaire Jean-François, *Les blessés dans les armées napoléoniennes*, Lettrage distribution, Paris, 1999.

Lemaire Jean-François, *La médecine napoléonienne*, Nouveau Monde/Fondation Napoléon (éd.), Paris, 2003.

Marchioni J., *Place à Monsieur Larrey, chirurgien de la Garde impériale*, Actes Sud (éd.), Arles, 2003.
Meigner François-Xavier, *L'alimentation du soldat pendant la campagne de 1812*, Mémoire de Master 2 Lettres et Sciences-Humaines, Paris-Est-Créteil, 2011-2012, 276 p.
Meylemans R., « Les maladies de l'Empire », in *Ambulance 1809 de la Garde impériale*, http://ambulance1809-gardeimperiale.ibelgique.com, 2010, pp. 1-6.
Meylemans R., « Les grands noms de l'Empire », in *Ambulance 1809 de la Garde impériale*, http://ambulance1809-gardeimperiale.ibelgique.com, 2010, pp. 1-16.
Musée de l'Armée, http://www.invalides.org, Paris, sans date.
Percy Pierre François, *Journal des campagnes du baron Percy*, Tallandier (éd.), Collection Bibliothèque napoléonienne, Paris, 2002.
Raoult Didier, « Les soldats de Napoléon battus par les poux : la biologie réécrit l'histoire », in *http://www.futura-sciences.com*, 2001-2010, pp. 1-6.
Riaud Xavier (a), « Les grandes expéditions maritimes, le scorbut et les dents », in *Histoire de la médecine bucco-dentaire*, L'Harmattan (éd.), Collection médecine à travers les siècles, Paris, 2010, pp. 23-31.
Riaud Xavier (b), « Epidémies et campagne de Russie de 1812 », in *The International Napoleonic Society*, Montréal, 2010, http://www.napoleonicsociety.com, pp. 1-3.
Rigo, « Uniformes du service de santé », in *Uniformes*, Avril 1978, n° 42.
Sandeau Jacques (a), « La santé aux armées. L'organisation du service et les hôpitaux. Grandes figures et dures réalités (1ère partie) », in *Revue du Souvenir napoléonien*, janvier 2004 ; 450 : 19-27.
Sandeau Jacques (b), « La santé aux armées. L'organisation du service et les hôpitaux. Grandes figures et dures réalités (2ème partie) », in *Revue du Souvenir napoléonien*, janvier 2004 ; 450 : 27-37.

Chirurgie maxillo-faciale de guerre

Il y a peu de renseignements sur la chirurgie maxillo-faciale de l'épopée napoléonienne et l'essentiel réside en des éléments qui concernent pour beaucoup les préceptes prodigués par Dominique Larrey.

« Il faut se souvenir que durant l'époque napoléonienne, les grands blessés de la face étaient achevés sur le champ de bataille pour abréger leurs souffrances et éviter les traitements palliatifs qui auraient certainement retardé le cheminement des troupes. Quelle que soit la nature des blessures, les blessés avaient plus de chance de mourir d'épidémies. Napoléon préconisa la prévention vaccinale, ce dernier était particulièrement sensibilisé par les marques de soins destinées à préserver plus le combattant que l'homme (Long, 2002). *»*

Il n'y a pas de dentiste au sein de l'armée napoléonienne. Ce sont donc les chirurgiens militaires qui se chargent de la chirurgie dentaire sur le front (Lecomte & Tristan, 2010).

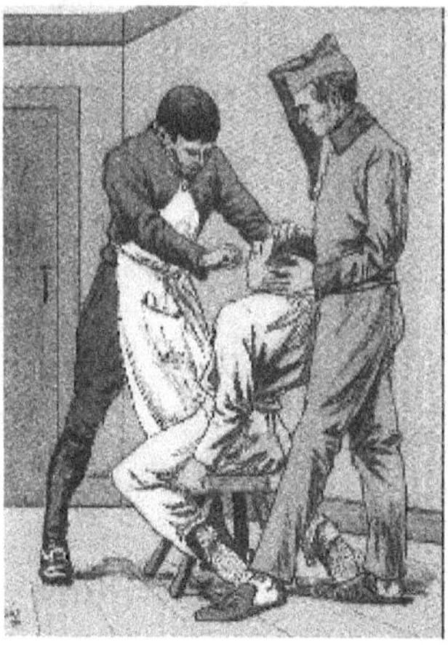

Elève chirurgien et chirurgien en tenue d'opération 1805 (Musée du service de santé des armées, 2010).

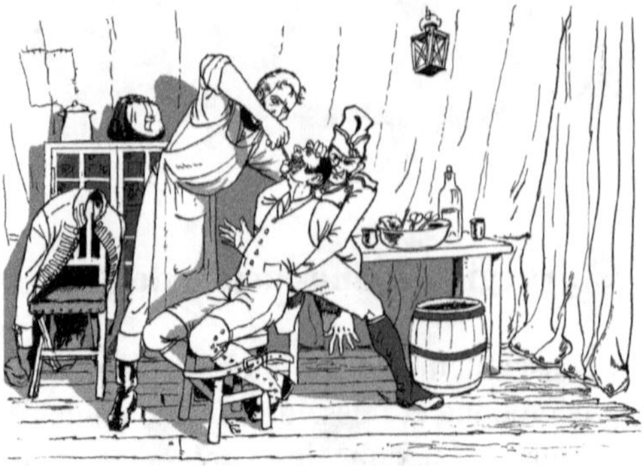

Opération dentaire au sein de la Grande Armée (Jounieaux[12], 2016).

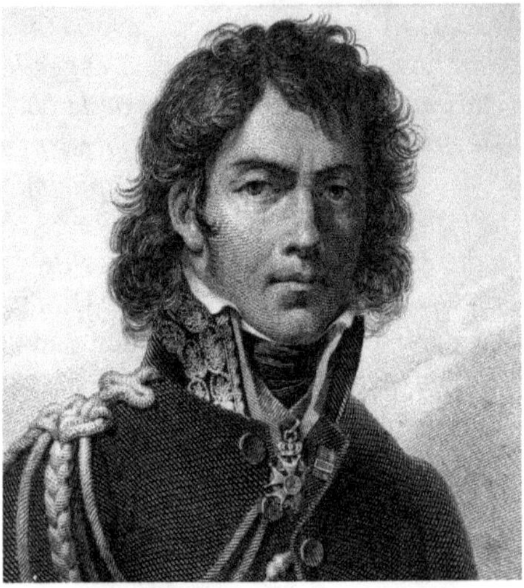

Dominique Jean Larrey (1766-1842)[13], (BIUS, 2010).

En 1793, notre chirurgien invente 3 types d'aiguilles à suturer les plaies du cou et de la face qui lui valent de recevoir la médaille d'or de l'Académie de chirurgie. A partir de cette année, il est présent sur tous les champs de bataille au milieu des soldats. Extrêmement rigoureux en matière d'hygiène, il se

[12] Cf. Pierre Jounieaux, graphiste illustrateur, Résidence les Saules bât. 1 ; 23, avenue Robert Schuman ; 13090 Aix-en-Provence ; Tél. travail : 0951795721 ; Tél. domicile : 0442383380 ; Portable 0644976749 ; e-mail: p.joux.graphiste@free.fr ; Site web: http://pjoux-illustrations.cjb.net.

[13] Pour la biographie de Dominique Larrey, voir « Annexe 3 » à la fin du livre.

frictionne tous les jours le corps d'eau vinaigrée. En 1794, de retour à Paris, son système d'ambulances volantes est unanimement salué par la Comité de salut public (Lemaire, 1992 & 2003).
En 1795, il devient professeur à l'Ecole de santé du Val-de-Grâce où il enseigne l'anatomie et la médecine opératoire (Gourdol (2010) affirme qu'il s'agit d'anatomie et de chirurgie militaire, et qu'il est le premier nommé à cette nouvelle chaire).
En 1801, alors qu'Alexandrie est assiégée par les Britanniques, une épidémie de scorbut apparaît. Les mesures alimentaires et hygiéniques préconisées par Larrey ont raison de tous les symptômes. Il déplore très peu de morts en définitive (Marchioni, 2003).
En 1805, il visite les hôpitaux de Vienne et met en place des mesures d'hygiène très strictes pour éradiquer toute épidémie (Marchioni, 2003).
En 1806, à Iéna, Larrey instaure la sélection des blessés en fonction de la gravité de leur état (Lemaire, 1992 & 2003).
A Wagram, en 1809, il utilise le froid pour anesthésier ses blessés et entreprend de les évacuer aussitôt que possible pour éviter les infections de leurs plaies (Marchioni, 2003).
« C'est à Larrey que revient le mérite d'avoir érigé en système, le principe de tri et du classement des blessés par ordre d'urgence lors de leur arrivée massive (Marchioni, 2003)... », classement toujours en vigueur au XXe siècle, au cours des deux conflits mondiaux notamment.

Un épisode

Après avoir énuméré des éléments susceptibles de contribuer à l'amélioration des conditions de traitements et de convalescence des blessés de la face, voici des témoignages en expliquant les protocoles appliqués.
Le Dr André Soubiran[14] (1966) date l'épisode suivant au 24 août 1812, alors que le Dr Jean Marchioni (2003), quant à lui, affirme qu'il a eu lieu le 26 juillet de la même année. Les recherches du Dr Marchioni faisant références, puisque basées

[14] Témoignage relaté par Soubiran également dans l'article « Une horrible opération », in *Revue de la Société française d'histoire de l'art dentaire*, 1978 : 1: 20.

sur les mémoires de Larrey et sur bien d'autres documents originaux du même homme, je pencherai plutôt pour ce dernier. Ici, c'est Dominique Larrey qui raconte. *« Un colonel russe, un des premiers portés à l'hôpital avait reçu de l'un de nos cavaliers un coup de sabre qui lui avait coupé le nez à la base dans toute sa longueur. On voyait d'une part toute l'étendue des fosses nasales et de la cavité de la bouche, sans arcade alvéolaire, de l'autre le lambeau de la totalité du nez, de la lèvre supérieure et de la voûte palatine, renversé sur le menton. »*

Le chirurgien ajoute : *« J'eus quelque peine à enlever des caillots de sang qui remplissaient les fosses nasales et que la poussière avait rendu concrets. Je détachai ensuite la portion de la voûte palatine qui tenait au lambeau. Elle se composait de la moitié antérieure de l'arcade alvéolaire supérieure. Elle avait été séparée du reste de la mâchoire, d'un côté entre la canine et la première molaire, et de l'autre, entre les deux premières molaires. Je détachai aussi du lambeau plusieurs portions des os propres du nez et des apophyses montantes des os maxillaires. Je remis en rapport le nez et la lèvre et je procédai à leur réunion par la suture entrecoupée, commençant par la racine du nez, et descendant successivement sur ses deux côtés, dont les bords furent réunis par dix points parallèles de suture. »*

Larrey enfin termine : *« Un linge fin, trempé dans l'eau salée, fut appliqué sur toute l'étendue du triangle qui indiquait la plaie. J'introduisis dans les narines deux portions de grosses sondes de gomme élastique, pour en conserver la forme et le diamètre. Elles furent assujetties à l'extérieur au moyen d'un cordonnet de fil que j'avais passé à leur extrémité antérieure. Des compresses graduées furent placées sur les côtés du nez et un bandage contentif termina l'appareil. J'eus la satisfaction d'apprendre à mon retour de Moscou que cet officier supérieur était parfaitement guéri et sans nulle difformité. »*

Procédés chirurgicaux

Selon Karine Ferret-Dussart (2004, pp. 104-109), il existe des *« passages concernant les blessures de la face dans les Mémoires de Larrey. »*

- Pour toute plaie de la face, quelle que soit son étendue, Larrey (1812) préconise une *« suture immédiate. » « La suture immédiate permet de rapprocher les berges de la plaie plus facilement, surtout au niveau de la face et de limiter ainsi les difformités* (Ferret-Dussart, 2004, pp. 104-109). *»*

En cas de délabrement important au niveau de la face avec une perte conséquente des parties molles, Larrey effectue une suture en enroulant le fil en 8 autour d'une aiguille traversant de part en part les deux berges de la plaie, ce qui garantit une plus grande solidité de la suture (Larrey, 1812 ; Ferret-Dussart, 2004, pp. 104-109).

*« Pendant la campagne d'Egypte, M***, aide de camp du général Verdier, fut atteint à la bouche d'un coup de pistolet qui lui emporta toute la joue gauche, depuis la commissure des lèvres jusqu'au masséter, en sorte que les deux arcades alvéolaires, la langue et une portion de ses muscles furent mis à découvert. Les bords de la plaie étaient renversés et noirâtres ; l'officier éprouvait de vives douleurs. Je me hâtai de rafraîchir les lambeaux, et de régulariser la plaie pour en mettre les lèvres en contact parfait, et je les fixai par neuf points de suture entrecoupée, soutenus par un bandage approprié. Le blessé fut mis à la diète et à l'usage des rafraîchissants qui prévinrent la fièvre et les autres accidents. Le traitement ne dura que dix-sept jours, et il y eut très peu de difformités* (Larrey, 1812). *»*

- Selon Karine Ferret-Dussart (2004, pp. 104-109), en cas de fracture au niveau de la face, Larrey prend le temps d'enlever patiemment toutes les esquilles osseuses. Puis, il réduit la fracture. Enfin, à l'aide de ligatures dentaires réalisées grâce à des fils d'or ou de platine, ou par l'entremise d'une gouttière intra-buccale et d'une mentonnière, il immobilise la mâchoire. Malheureusement, cette technique est peu payée de succès, puisque les séquelles sont récurrentes (Larrey, 1812 ; Ferret-Dussart, 2004, pp. 104-109).

- Karine Ferret-Dussart (2004, pp. 104-109) ajoute : *« Pour les plaies peu étendues, Larrey suture la plaie et met en place une sonde de gomme élastique pour modeler les narines. La rhinopoïèse par lambeau de voisinage est pratiquée avec succès par Larrey dès 1820. »*

A la lecture du témoignage de Larrey, la maîtrise de la technique semble évidente et le résultat, probant. Larrey est sûr de lui, pragmatique et technique.

« Un de mes anciens élèves et de mes dignes compagnons d'Egypte, M. le docteur Zink, chirurgien-major à l'hôpital de Givet, m'adressa, à la fin de l'année 1820, un sous-officier de la légion d'Aude, affligé d'une difformité horrible et d'un aspect insupportable, provenant d'un coup de feu que cet infortuné s'était donné dans un accès de mélancolie, dix-huit mois auparavant (Larrey, 1829-1836, tome II, p. 12).

(...) Toute la portion palatine des os maxillaires comprise entre les dents canines supérieures fut emportée ; les portions labyrinthiques du nez, ses os propres, et les cartilages de cette éminence furent détruits ou expulsés. Les deux ailes du nez étaient rétroversées en dehors et en arrière ; la sous-cloison faisait partie de la narine gauche.

Cette blessure fut pansée comme toutes les plaies d'armes à feu, c'est-à-dire avec les émollients et un appareil simplement contentif ; elle a parcouru les périodes de la suppuration et de la détersion jusqu'à la guérison sans nul accident. La cicatrice s'est opérée spontanément dans l'état d'écartement et de renversement des bords frangés. Ces bords ont contracté une adhérence intime avec la surface extérieure des apophyses montantes des maxillaires, de manière à produire au niveau du visage une échancrure très irrégulière, rouge, caverneuse, et d'un aspect repoussant. Ce sujet était privé de l'odorat, très gêné dans la mastication et dans l'exercice de la parole ; à peine pouvait-il articuler les mots les plus simples.

Tel était l'état d'esprit de ce sergent lorsqu'il se présenta à l'hôpital de la garde royale, en décembre 1820. (...) Je l'examinai avec soin, je projetai un mode d'opération que je communiquai aux personnes qui suivaient ma visite, et sans perdre de temps, je mis ce plan opératoire à exécution.

Assisté du docteur Ribes (...), et le sujet assis sur une chaise, je commençai par détacher les bords tégumenteux et adhérents dans tout le pourtour de cette horrible plaie ou échancrure ; j'en poursuivis la dissection à plusieurs lignes d'étendue, vers les pommettes, sur la surface des os maxillaires, afin d'avoir une assez grande étendue de peau pour franchir l'espace compris entre les bords de cette division, et pour en obtenir la réunion lorsqu'ils seraient mis en contact (Larrey, 1829-1836, tome II, p. 12). *Je détachai ensuite les adhérences que les deux divisions des ailes du nez et de la lèvre supérieure avaient contractées avec les bords de l'échancrure palatine. Cette dissection fut longue et difficile. Après avoir isolé toutes les parties molles qui appartenaient jadis au nez, j'en rafraîchis les bords à l'aide de ciseaux évidés, avec l'intention de donner à chaque coupe la forme qu'elle devait avoir pour affronter exactement et d'une manière uniforme. Cette dissection finie, je fis trois points de suture provisoires : le premier, au milieu de la côte du nez ; le second, au sommet de cette éminence et vers la sous-cloison des narines que j'avais eu soin de conserver ; le troisième, aux deux bords de la lèvre supérieure. Je réunis ensuite et maintins rapprochées les parties molles de tout le dos du nez, au moyen d'une suture enchevillée, composée de six anses de fil, à l'effet de ramener de loin les portions de peau qui devaient servir à former cet organe, et de prévenir la déchirure qui aurait lieu si j'avais employé la suture entrecoupée. Enfin, j'adaptai les bords de la lèvre réséqués et détachés de la mâchoire au moyen d'une suture entortillée, faite avec deux aiguilles d'or, tranchantes à leurs extrémités. Cette opération faite, j'appliquai un bandage contentif, unissant, garni de compresses graduées, pour protéger les points des diverses sutures, et pour en seconder les effets. L'opéré fut mis à la diète, à l'usage des boissons rafraîchissantes, mucilagineuses et antispasmodiques (...). Au neuvième jour de l'opération, je levai l'appareil, et je trouvai, à ma grande surprise, tous les bords couturés, parfaitement réunis et cicatrisés ; cependant, je laissai les chevilles et les épingles en place jusqu'au quinzième jour, époque où ces derniers moyens d'union furent totalement enlevés. La cicatrisation était exacte, uniforme, linéaire, et l'on voyait évidemment qu'elle ne s'était opérée que par la communication et l'adhésion naturelle des vaisseaux des bords de cette énorme plaie. Il est impossible de découvrir dans les interstices la moindre parcelle de substance gélatineuse étrangère à ces vaisseaux. Enfin, la cicatrice est parfaite, et le nez a repris une conformation assez régulière et telle que la physionomie du sujet n'offre plus rien de pénible à la vue. La parole, la prononciation et la mastication se sont perfectionnées ; l'écartement considérable qui existait aux os*

maxillaires et dans les parois des fosses nasales s'est déjà considérablement resserré ; et ce rapprochement augmentera sans doute par la suite, en sorte que les traits de la face deviendront de plus en plus réguliers (Larrey, 1829-1836, tome II, p. 12). »
Maîtrise-t-on une technique chirurgicale qu'on utilise pour la première fois ? Peut-on faire un compte-rendu aussi détaillé et aussi précis après une première intervention de ce type ? J'en doute fort. Je suis au contraire convaincu que Larrey, à l'heure où il écrit ces quelques lignes, a déjà accompli de multiples interventions de reconstruction de la face, ses fonctions obligent, avec des procédés similaires et des pourcentages de réussite très élevés. C'est la raison pour laquelle j'ai tenu à faire figurer un témoignage datant de 1820 alors que l'Empire s'est effondré en 1815. Bien que rien ne l'atteste avec certitude, il est fort vraisemblable que Larrey employait ces techniques sur les champs de batailles des guerres napoléoniennes.

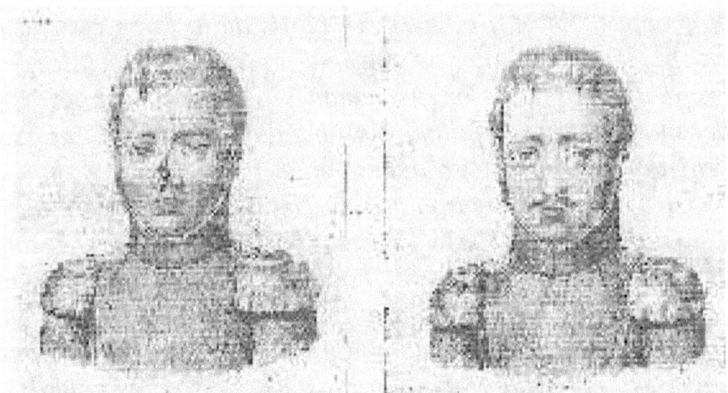

Rhinoplastie par la méthode de Dominique Larrey (avant (a)-après (b))
(Musée du service de santé des armées, 2004).

En 1793, à Lauterbourg, une balle traverse les deux joues du général Desaix. Ne pouvant plus parler, c'est avec des gestes qu'il poursuit son commandement auprès de ses hommes au bord de la débandade. Il ne quitte le champ de bataille pour se faire panser qu'une fois, ses soldats tous ralliés à ses ordres.

Son visage est dit *« couturé de cicatrices, (...) raccommodé à la hâte par des chirurgiens de fortune »* (desaix.unblog.fr, 2008).
Lors du siège de Saint-Jean-d'Acre, le 1er avril 1799, le général Pierre Devaux (1762-1819) reçoit une balle dans le visage. A ce propos, Larrey écrit : *« Le général baron Devaux reçut à l'un des assauts de Saint Jean d'Acre un coup de feu à la face, lequel fut suivi de fracas aux deux mâchoires et de la perte de plusieurs dents. Je le pansai à mon ambulance de la tranchée avec un si grand succès que, lorsque cette plaie fut guérie, il n'y avait presque point de difformité et le général put continuer son service actif* (Larrey, 1841 ; Lemaire, 1999). »
A la bataille d'Aboukir, le 25 juillet 1799, en capturant le pacha Mustapha, Joachim Murat reçoit une balle qui lui traverse la mâchoire de part en part. Par chance, la langue n'est pas atteinte : il avait la bouche ouverte à ce moment-là. *« C'est la première fois qu'il l'a ouverte à propos »*, commente son chef.
Dans une lettre à son père du 28 juillet, Murat évoque cette blessure : *« Vous saurez qu'un Turc, (...), m'a fait la gentillesse de me traverser la mâchoire d'un coup de pistolet. C'est vraiment un coup unique et extrêmement heureux, car la balle qui est entrée par un côté, à côté de l'oreille, est sortie directement à côté de l'autre, n'a offensé ni mâchoire, ni langue, ni cassé aucune dent. On m'assure que je ne serai nullement défiguré. (...) On me fait espérer que, dans quinze jours, je serai parfaitement en état de reparaître en campagne* (Tulard, 1999). » Cette blessure ne laissera pas trop de traces, mais il est possible qu'elle ait été encore visible lors du portrait de Wicar (1808). On y voit un col remonté très haut.
Mais, une autre blessure l'affecte davantage. En 1803, à Milan, un accident de chasse ou un exercice de tir ayant mal tourné à cause d'une arme défectueuse, ou mal nettoyée, lui paralyse la lèvre supérieure. *« Un certificat médical établi par le médecin de garnison fait état d'une paralysie de la lèvre supérieure du général à la suite d'un coup de feu reçu par celui-ci* (Haegele, 2015). »

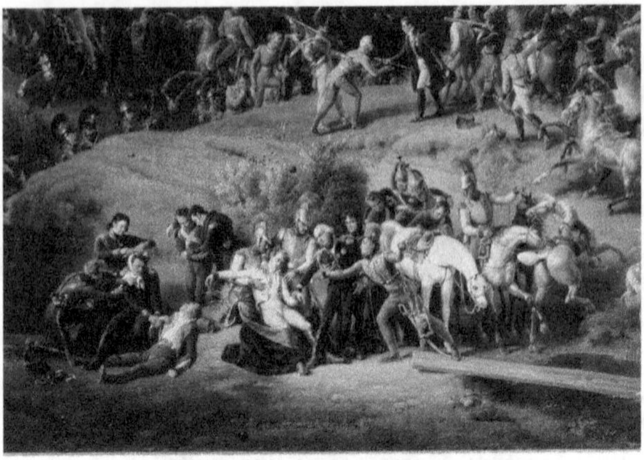

Bataille de la Moskova, le 7 septembre 1812 (seconde attaque de la grande Redoute) par Louis François Lejeune (1775-1848).
(Agence photographique Réunion des Musées Nationaux, Grand Palais (Château de Versailles), photo Daniel Arnaudet/JeanSchormans, 2016, © RMN).

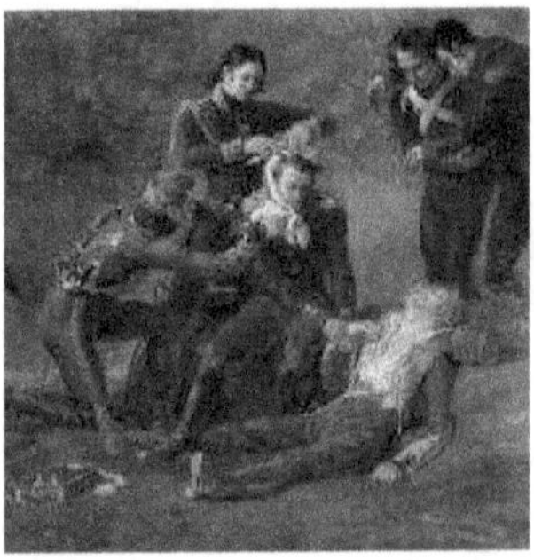

À gauche, Larrey, chirurgien en chef de la Garde, panse le général Morand, dont la mâchoire vient d'être fracassée par un éclat d'obus. Sa lèvre inférieure et son menton sont lacérés. Celui-ci commandait la 1ère division d'infanterie du corps de Davout. L'événement a dû se produire entre 10 heures et 11 heures du matin, lors de l'assaut mené par Bonnamy qui sera tué. Le tableau représente l'assaut lancé vers 15 heures. Larrey officie déjà depuis longtemps. Ceci est une libre interprétation du peintre (Benoît, 2004). Grièvement blessé à la mâchoire lors de la bataille de la Moskova, Morand devra commander par gestes pendant toute la retraite (Allégret, 2005-2006). Larrey se souvient de son intervention : *« Je simplifiai cette blessure*

grave, je fis l'extraction des fragments osseux détachés de la mâchoire, et je pratiquai plusieurs points de suture qui rétablirent les formes normales du visage et prévinrent la difformité (Marchioni, 2003). »

Voici brièvement des recommandations chirurgicales en cas de blessure de la face (Marchioni, 2003 ; Percy, 2002) :
Blessures à la tête et au cou >> Usage du trépan.
Blessures ouvertes de la face >> Sutures immédiates (fermeture de la plaie le plus vite possible).
Pas d'anesthésie >> Rapidité opératoire et dextérité du chirurgien, 2 verres de gnôle (parfois), du laudanum (cas exceptionnel).
Fièvre >> 1 verre de rhum, du jus de 2 citrons avec 1 cuillerée de sel et de poivre. Quinquina parfois en fonction de l'approvisionnement (provenance : Amérique).

« *Enfin, je vis venir un dragon qui me donna des nouvelles plus précises et meilleures ; (...) le malheureux avait reçu, dans la mêlée, une affreuse blessure d'un coup de sabre : un cavalier anglais lui avait fendu la joue, qui lui retombait sur l'épaule. (...)* (Bourachot, 2011) » Les hussards se laissaient pousser des nattes de cheveux le long des joues en guise de protection contre les coups de sabre.
Nous avons vu les préceptes de chirurgie maxillo-faciale recommandés par Dominique Larrey, mais tous les soldats n'ont pu en bénéficier et n'ont reçu que des soins très primaires. Le 18 octobre 1812, à la bataille de Winkowo, le lieutenant Danel du 9ème hussard est grièvement blessé au visage. « *(...) je tombai atteint d'un coup de pistolet tiré à bout portant. Le projectile me frappa immédiatement au-dessous de la pommette de la joue droite, m'emporta tout le bord supérieur alvéolaire et les dents qui, dans leur trajet, labourèrent ma langue et la déchirèrent en plusieurs parties. L'os maxillaire fut également touché, d'où s'ensuivit la perforation du palais* (Bourachot, 2011). » « *J'éprouvai une douleur sourde avec tintement et un fort engourdissement.* » C'est le colonel du régiment qui le fait emmener à l'ambulance la plus proche. « *(...) ma figure ensanglantée avait un aspect étrangement effrayant. Le sang coulait à partir de l'ouverture de la balle jusqu'à sa sortie par*

la joue opposée où pendait une partie du bord alvéolaire supérieur dont les dents ayant déchiré la joue gauche en trois ou quatre endroits donnaient à penser que ma figure était partagée en deux ! Je voulus parler, je ne pus articuler aucun son... » Le chirurgien-major Cuynat est un ami. Il le rassure aussitôt : *« C'est grave sans doute, mon ami, mais mortel, non ! Les blessures de tête se guérissent promptement (...). » « Le premier appareil posé, on me dirigea sur le village de Winkowo. (...) Trois heures depuis mon pansement s'étaient à peine écoulées, que mes joues se gonflèrent à un tel point que bientôt je ne pus plus faire jouer mes paupières et ma vue fut totalement interceptée ! J'étais muet et aveugle* (Bourachot, 2011)*! »* Avec d'autres blessés, Danel est acheminé vers Moscou. *« Quant à moi, sous la puissance d'une fièvre de suppuration provenant de mes blessures du palais et de la langue, suppuration que je ne pouvais rejeter par l'expectoration, par l'impossibilité de remuer la langue et d'en frapper le palais, j'en vivais donc en partie, ne prenant de temps à autre que de l'eau sucrée* (Bourachot, 2011). *»* Mis entre les mains d'officiers de santé, *« on leva les bandes qui m'entouraient la tête depuis plus de quatre jours, on nettoya mes blessures et tout marcha convenablement pendant quelques jours. Mes joues se dégonflèrent et me permirent de rouvrir les yeux* (Bourachot, 2011)*... »* Moscou brûle. La retraite s'organise. A l'aide d'une théière, Danel ingurgite une bouillie en plaçant le col directement dans la gorge, sa perforation au palais l'empêchant de conserver aucun liquide dans sa bouche. Cet état durera près de six mois. Pendant cette retraite, le froid est si saisissant qu'il *« fait de nouveau gonfler mes joues, je redevins aveugle. »* Le temps s'adoucissant, les *« tumeurs de mes joues »* se ramollissent et Danel peut ouvrir les yeux. *« Après Smolensk, M. Eve, chirurgien en chef du corps d'armée, me fit des incisions sous les yeux qui, donnant passage à une grande quantité de sérosités et de matières, me permirent d'ouvrir presqu'entièrement les yeux. (...) Déjà ma langue pouvait frapper le palais et je commençai à parler, mais d'une manière inintelligible* (Bourachot, 2011). *»* Le lieutenant Danel a survécu à la Bérézina, au Premier Empire et aux Cent-Jours pour ne décéder qu'en 1854.

Autre exemple rapporté par Jean-François Lemaire (1999). *« L'espoir de retrouver quelques-uns de mes amis me fit visiter les nombreux hôpitaux de Leipzig. Quels hôpitaux, grand Dieu ! Des églises, des magasins, des écuries, des galetas vides, un lit de paille hachée étendue sur le pavé ; et par là-dessus des corps humains couchés l'un contre l'autre, les uns morts de la veille, les autres agonisants. Ceux-ci gémissant, ceux-là criant qu'on les débarrasse du voisinage d'un cadavre, tous ces malheureux couverts de sang, la tête et les membres entourés de sales chiffons, quelques chirurgiens fort rares... »*
Pas d'asepsie. Pathologies ou blessures mélangées sans classement, ni discernement. Nous sommes là bien loin des préceptes de Dominique Larrey...

***

Le corps du baron Dominique Larrey (1766-1842), le célèbre chirurgien de la Grande Armée, l'homme que Napoléon qualifie d'*« homme le plus vertueux que j'aie connu »*, a été exhumé le 15 décembre 1992. Une haie d'honneur a été effectuée pour l'occasion par de nombreux médecins militaires. Il était prévu qu'il rejoigne les Invalides. Mais, auparavant, des examens médico-légaux et anthropologiques ont été réalisés. Il a été formellement identifié. Son crâne présentait une blessure à l'arcade consécutive à un coup de sabot de cheval.
Sur le plan odontologique, voici ce qu'a affirmé le docteur P. L. Thillaud (2009) : *« Malgré l'âge, en dépit des tribulations de la vie d'un chirurgien suivant la Grande Armée, et une abrasion dentaire très considérable, le baron Larrey disposait encore à sa mort d'un coefficient masticatoire non négligeable : 2 molaires en occlusion, 4 prémolaires et la totalité du bloc incisivo-canin. L'état osseux alvéolaire était là encore remarquable, seulement marqué d'une lyse minime, avec des dents solidement implantées. »*
Le même auteur (2009) poursuit : *« La présence d'apex et de racines résiduelles atteste de l'absence de tout soin dentaire, de toute avulsion. Les dents manquantes ont dû se détruire progressivement avant que les restes radiculaires soient éliminés naturellement par les tissus osseux et gingivaux. L'existence de lésions apicales, modérées sur les apex résiduels*

de 24, beaucoup plus importants en ce qui concerne 35 et 44, doit être considérée avec une particulière attention. »

Pierre Thillaud (2009) précise : *« En effet, ces lésions, tout particulièrement celles de 35 et 44 qui ont détruit la corticale osseuse vestibulaire, sont le signe de lésions anciennes d'évolution chronique avec, très vraisemblablement, des fistules permanentes. On ne peut exclure dans ce cas leur implication dans des infections dites « focales » du cœur et des poumons. »*

Plusieurs questions se posent à la lecture de ce compte-rendu :

1/ Y a-t-il un lien entre ces problèmes dentaires importants et chroniques du vivant du chirurgien, et la maladie qui l'a emporté ou bien s'agit-il d'une simple coïncidence?

2/ Au vu de l'état bucco-dentaire d'une personne clé de la médecine sous l'Empire, il m'a semblé fondé de poser la question de la dentisterie au sein de la Grande Armée. Il est reconnu qu'il n'y avait pas de dentiste, mais que les chirurgiens pratiquaient eux-mêmes les avulsions nécessaires en fonction de la demande et des besoins, un soldat qui a mal aux dents n'étant pas opérationnel, et constituant une menace pour ses camarades.

Références bibliographiques :

Agence photographique Réunion des Musées Nationaux, Grand Palais (Château de Versailles), photo Daniel Arnaudet/JeanSchormans, Paris, 2016.

Allégret Marc, « Morand Charles Antoine Louis Alexis (1771-1835), général, comte d'Empire », in *Revue du Souvenir napoléonien*, décembre 2005-janvier 2006, 462; 75-76.

Benoît Jérémie, « La bataille de la Moskova par le général baron Lejeune », in *Revue du Souvenir napoléonien*, décembre 2004, 455-456: 45-54.

Bibliothèque interuniversitaire de Santé (BIUS), communication personnelle, Paris, 2010.

Bourachot Christophe, *Les hommes de Napoléon – Témoignages (1805-1815)*, Omnibus (éd.), Paris, 2011.

desaix.unblog.fr, « Desaix », 2008.

Gourdol Jean-Yves, « Baron Dominique Larrey (1766-1842), chirurgien militaire français, baron d'Empire », in *http://www.medarus.org*, 2010, pp. 1-16.

Ferret-Dussart Karine, *La chirurgie maxillo-faciale à travers l'histoire*, Glyphe (éd.), Paris, 2004.

Haegele Vincent, *Murat*, Perrin (éd.), Paris, 2015.
Larrey D. J., *Mémoires de Chirurgie Militaire et Campagnes*, Tome II, Paris, 1812.
Larrey D. J., *Clinique chirurgicale exercée particulièrement dans les camps et les hôpitaux militaires depuis 1792 jusqu'en 1829*, 5 vol., Paris, Baillière (éd.), 1829-1836.
Larrey D. J., *Relation médicale de campagne et voyages de 1815 à 1840*, Baillière (éd.), Paris, 1841.
Lecomte O. & Tristan D., « Les praticiens des armées dans l'histoire de l'art dentaire », in *Médecine et armées*, 2010 ; 38 (5) : 469-476.
Lemaire Jean-François, *Napoléon et la médecine*, François Bourin (éd.), Paris, 1992.
Lemaire Jean-François, *Les blessés dans les armées napoléoniennes*, Lettrage Distribution, Paris, 1999.
Lemaire Jean-François, *La médecine napoléonienne*, Nouveau Monde/Fondation Napoléon (éd.), Paris, 2003.
Long François-Xavier, « Les blessés de la face durant la Grande Guerre : les origines de la chirurgie maxillo-faciale », in *Revue d'Histoire des sciences médicales*, 2002 ; 36 (2) : 175-183.
Marchioni J., *Place à Monsieur Larrey, chirurgien de la Garde impériale*, Actes Sud (éd.), Arles, 2003.
Musée du service de santé des armées, communication personnelle, Paris, 2016.
Riaud Xavier, *Napoléon Ier et ses médecins*, L'Harmattan (éd.), Collection Médecine à travers les siècles, Paris, 2012.
Soubiran André, *Le Baron Larrey, chirurgien de Napoléon*, Fayard (éd.), Paris, 1966.
Thillaud P. L., « Paléonécropsie du baron Larrey (1766-1842) », in *Actes du 2ème colloque international de Pathographie*, De Boccard (éd.), Collection Pathographie, Paris, 2009, pp. 331-340.
Tulard Jean, *Murat*, Fayard (éd.), Paris, 2016.

Dents de Waterloo

« Pendant des siècles, il était normal de prélever les dents des soldats morts sur le champ de bataille. Les temps de guerre ont donc fourni une grosse quantité de ce qui fut connu sous le nom de « Dents de Waterloo ». Comme les soldats décédés étaient jeunes, ces dents étaient généralement d'une qualité légèrement supérieure à celle des dents humaines du circuit habituel (Craft, 2009). *»*

Ainsi, les dents des 50 000 soldats, morts sur le champ de bataille de Waterloo, le 18 juin 1815, ont été arrachées et utilisées pour la fabrication de dentiers connus sous le nom de « Dents de Waterloo ». Les dents humaines ont été utilisées jusqu'à l'année 1860 et remplacées ultérieurement par des dents en porcelaine[15] (FDI, sans date). Ceci avait été déjà réalisé sur les soldats de la guerre d'Indépendance américaine (1775-1783). Ces dents ainsi récupérées ont restauré la bouche de nombreux Anglais sous la Régence et encore bien après (Woodforde, 1968 ; Genet & Ruggiu, 2007). D'ailleurs, un appareil dentaire conçu avec les dents d'un soldat mort à Waterloo est toujours exposé au Musée d'histoire de l'art dentaire de Londres.

Claudius Ash (1792-1854), fabricant dentaire, installé à Westminster, vient d'une famille largement impliquée dans l'art dentaire, puisque son père était déjà un orfèvre travaillant l'or et l'argent à des fins dentaires. Jusqu'en 1820, les dents des soldats morts sont extraites de leurs bouches et contribuent à la confection d'appareils dentaires. A partir de 1820, Ash utilise un matériau plus noble : la porcelaine[16] (Woodforde, 1968). Mais, c'est Nicolas Dubois de Chémant en France qui dépose

[15] Les dents seront aussi extraites chez les soldats morts lors de la guerre de Sécession américaine (1861-1865) dans le même but. Elles porteront aussi le nom de « Dents de Waterloo ». Une forme d'hommage ?

[16] La porcelaine sera vite préférée aux vraies dents. Ces dernières placées dans la bouche causeront de nombreuses infections buccales.

un brevet d'invention qui est validé par Louis XVI en 1791, pour des dents minérales (en porcelaine), ou *« artificielles »* selon Dubois de Chémant, ce qui lui vaudra la colère de nombreux dentistes parisiens, dont Dubois-Foucou, dentiste de Louis XVI et plus tard de Napoléon, qui lui intenteront un procès en 1792, afin que ce brevet soit purement et simplement annulé. La décision de justice l'entérinera au contraire définitivement (Zimmer, 2010).

Références bibliographiques :
Craft Naomi, *Le petit livre des grandes découvertes médicales*, Dunod (éd.), Paris, 2009.
Fédération dentaire internationale (FDI), sans date.
Genet Jean-Philippe & Ruggiu François-Joseph, *Les idées passent-elles la Manche ?*, Presses de l'Université Paris-Sorbonne, Paris, 2007.
Woodforde J., *The strange story of false teeth*, Routledge & Kegan Paul (ed.), Londres, 1968.
Zimmer Marguerite, « Nicolas Dubois Chemant : nouveaux éléments biographiques », in *Actes de la Société française d'histoire de l'art dentaire*, 2010 ; 15 :55-58.

« Les dents du bonheur »

La langue française comprend de nombreuses expressions qui sont utilisées au quotidien sans pour autant qu'on en devine ou qu'on en connaisse les origines, voire les étymologies. Parfois, celles-ci réservent quelques surprises...

De tous temps, depuis que les armes à feu existent, il a été demandé que les hommes aient de bonnes dents. En effet, sans aucune incisive devant, ils ne pouvaient pas déchirer les cartouches de poudre qu'ils devaient tasser dans le canon de leurs fusils avant d'y introduire la balle meurtrière. Aussi, les hommes dépourvus d'incisive(s) supérieure(s) étaient-ils réformés automatiquement et systématiquement. Pour information, un espace entre les incisives supérieures est appelé communément un *« diastème »* dans le jargon des dentistes. De nombreuses célébrités en ont un. C'est le cas notamment de Yannick Noah ou encore de Vanessa Paradis. On dit de ces personnalités qu'elles *« ont les dents du bonheur »*.

Cette expression tire son origine de l'épopée napoléonienne. Pour s'engager dans la Grande Armée, il était impératif que les soldats aient des incisives en parfait état, car ils devaient ouvrir leur poudrière avec les dents afin de charger, puis de recharger leur fusil qu'ils devaient tenir à deux mains. Tout ceux qui avaient des dents écartées, ou absentes, étaient alors réformés, car inaptes au combat, ce qui évidemment ne manquait pas de contribuer à *« leur plus grand bonheur »* (Ferrante, 2015).

Plus sérieusement, l'instruction générale sur la conscription du 1er novembre 1811, dans son article 176, présente deux tableaux de motifs médicaux susceptibles d'aboutir à l'exemption du conscrit. Dans ceux du deuxième tableau, figure *« la perte des dents incisives »* (Pigeard, 1998). Mais, le premier texte fixant les causes de réforme en vigueur dans les armées de la

République a été écrit par le Conseil de santé à la demande de la Convention, le 15 brumaire an II (automne 1793). Il comprend 17 motifs possibles. Le 3ème d'entre eux est : *« Le défaut des dents incisives et canines »*, car *« On ne peut déchirer la cartouche* (de poudre) (Lemaire, 1999). »
Face à la recrudescence des campagnes, les blessés et les morts abondent. Il faut recruter. Le pays et sa population se lassent de tous ces combats. *« Les réfractaires étaient de plus en plus nombreux. Des jeunes gens allaient jusqu'à se faire arracher toutes les dents (...) pour échapper à la conscription* (Dif, 2010). » *« Afin d'échapper à la conscription, les jeunes gens imaginent et utilisent tout un ensemble de moyens illégaux ; parmi les plus classiques, il convient de citer les faux certificats médicaux, les mutilations – qui vont des dents cassées pour ne pas pouvoir déchirer les cartouches (...)* (Pigeard, 1998). »
Le 13 avril 1809, Napoléon signe le décret visant à la formation de dix compagnies dénommées *« compagnies d'infirmiers d'hôpitaux »* ou *« compagnies de soldats d'ambulance »*. Les infirmiers voient ainsi le jour au sein de la Grande Armée. Cette démarche est d'abord l'œuvre de Percy, chirurgien en chef de la Grande Armée jusqu'en 1808, qui en a rédigé le projet. Vient l'heure du recrutement. Qui pour servir ces compagnies nouvellement créées ? Les retraités évidemment, mais aussi des réformés (Lemaire, 1999). Le 27 mai 1809, les inspecteurs de santé, d'une lettre signée par Coste, premier médecin de la Grande Armée de 1803 à 1807, précisent au directoire central des hôpitaux militaires la liste des infirmités *« qui ne permettent pas d'être soldat, mais permettent d'être infirmier »*. *« Celui qui est privé de dents incisives et canines, s'il n'est pas scorbutique, peut »* en fait partie. Les « dents du bonheur » ne permettront donc pas de prendre les armes et de combattre, mais n'empêcheront plus d'aller au front quand même pour aider la Grande Armée. Cette lettre est homologuée par une note ministérielle le 13 septembre 1809 (Lemaire, 1999). Ces régiments subiront comme tant d'autres l'hécatombe du froid hivernal lors de la campagne de Russie.

Sur le champ de bataille, les cantinières sont chargées de désaltérer les soldats aux lèvres desséchées de déchirer les cartouches de poudre avec les dents[17] (Vuchot, 2010).
A Waterloo, pour remédier à ce problème, les Prussiens sont équipés du fusil prussien (modèle 1782 modifié) qui comporte une lame sur l'arme permettant de déchirer la cartouche plus facilement qu'avec les dents. Ceci permet d'atteindre une cadence de quasi cinq coups par minute, soit trois fois plus que les fusils français les plus performants (https://fr.wikipedia.org, 2016).
A force de déchirer leurs cartouches de poudre, les dents des soldats se sont bien évidemment usées. D'ailleurs, certaines habitudes quotidiennes ont contribué à une abrasion similaire comme le souligne Olivier Dutour (2002). Nous l'avons déjà vu, un charnier de soldats français a été exhumé à Vilnius, en 2001. *« Ceux qui sont arrivés encore vivants à Vilnius sont ceux qui ont survécu aux attaques et aux épidémies. Ils étaient sans doute sélectionnés pour leurs bonnes aptitudes physiques. Des dents impeccables confirment le diagnostic. L'examen a rappelé que les grognards fumaient la pipe et la serraient tellement fort que l'émail en est creusé* (Briet, 2002). *»*
Il est indispensable, il me semble, de dire un mot des prisonniers de guerre. Le dossier administratif du 55ème régiment d'infanterie de ligne (SHD, Xb 455), consulté par Stéphane Calvet (2014), est très révélateur de l'état bucco-dentaire désastreux des prisonniers de guerre français incarcérés dans les geôles espagnoles. *« Les informations livrées par les revues de l'été 1814, contenues dans la sous-série Xb, sont également très intéressantes. Elles soulignent à quel point les militaires récemment libérés sont souvent dans un état physique déplorable. Dans le 55ème régiment d'infanterie de ligne, douze soldats revenus de l'îlot de Cabrera*[18] *sont décrits comme*

---

[17] Il aurait été dit que les soldats français portaient des boucles d'oreilles à des fins thérapeutiques contre les maux de dents et les problèmes de vue. Superstition ou rumeur ? Je ne sais pas.

[18] L'îlot de Cabrera est une prison sur mer où ont été parqués les soldats de la Grande Armée capturés pendant la guerre en Espagne. Leur détention s'est faite dans des conditions inimaginables de violence, de précarité extrême et de malnutrition, qui ont largement contribué à altérer leur état général.

« épuisés » et incapables de continuer le service. On peut lire que plus de la moitié de ces hommes ont perdu leurs dents (...). »

Références bibliographiques :
Briet Sylvie, « Par un terrible hiver de 1812... », in *next.liberation.fr*, Libération, 2002.
Calvet Stéphane, « Aux mains des Britanniques et des Espagnols. La captivité des soldats et des officiers français au Royaume-Uni et dans la péninsule ibérique », in *La Revue Napoleonica*, 2014 ; 3 (21).
Dif Jean, « La vie quotidienne des soldats de Napoléon », in *http://www.histoire-pour-tous.fr*, 2010.
Ferrante Thomas, *Petit lexique bucco-dentaire de proverbes et autres expressions*, L'Harmattan (éd.), Collection Médecine à travers les siècles, Paris, 2015.
https://fr.wikipedia.org, *Bataille de Waterloo*, 2016.
Lemaire Jean-François, *Les blessés dans les armées napoléoniennes*, Lettrage Distribution, Paris, 1999.
Pigeard Alain, « La conscription sous le Premier Empire », in *Revue du Souvenir napoléonien*, 1998 ; 420 : 3-20.
Vuchot Jean-Claude, « Les femmes dans les armées de Napoléon », in *Association Bonaparte à Valence*, bonaparte-a-valence.fr, 2010.

Dent et espion

« On a souvent regretté, pendant la campagne de 1814, d'avoir laissé, dans différentes villes de guerre de la Pologne, de la Prusse et de l'Allemagne, de trop fortes garnisons françaises, s'élevant à plus de 130.000 hommes, et d'avoir privé ainsi de ses troupes les plus aguerries l'armée qui allait combattre pour ses foyers domestiques.
Napoléon voulut, mais trop tard, rappeler une partie de ces garnisons à son secours ; il fit expédier au maréchal Davoust et au général Lemarrois, qui occupaient l'un Hambourg et l'autre Magdebourg, ainsi qu'aux commandants de Maëstricht et des autres villes étrangères occupées par les Français, des ordres où il leur enjoignait de sortir de leurs places avec toutes leurs troupes, d'en opérer la jonction et de rentrer en France (Cabanès, 1928).
L'émissaire envoyé à Magdebourg était allemand ; il avait longtemps habité Magdebourg, et connaissait beaucoup de monde dans les environs ; il avait caché, dans le creux d'une dent gâtée, le billet dont il était porteur ; mais, arrivé dans un bourg voisin de la place, la douleur causée par une horrible fluxion dont il fut attaqué, et qui devait peut-être sa naissance au corps étranger renfermé dans sa dent, le força à le retirer.
En proie au plus violent chagrin, il ne put le cacher à un serrurier, son ami intime, chez lequel il était logé, et il finit par lui en confier la cause, sous le sceau du plus grand secret. Le serrurier ne se borna pas à lui garder le secret ; il voulut encore mieux le servir, et il fit exprès pour lui une clef autour de laquelle il roula son billet qu'il recouvrit ensuite d'une mince feuille d'acier.
Muni de ce nouveau moyen de succès, notre émissaire acheta de l'eau-de-vie, quelques autres liqueurs, et il s'en alla les vendre au camp devant Magdebourg ; il y retourna plusieurs jours de suite, et chaque jour il s'approcha davantage de la

place ; il était enfin parvenu au dernier avant-poste du corps de blocus ; il voyait bien la position des avant-postes français ; il étudiait les moyens de les joindre sans danger la nuit suivante, et se croyait déjà certain d'y réussir. Plein de joie de se voir si près de son but, espérant d'ailleurs mieux endormir ainsi la défiance des ennemis, il se répandit en propos plaisants et fit le généreux avec les soldats, en leur donnant, pour rien ou presque rien, de l'eau-de-vie et d'autres boissons très chères aux Allemands ; mais, à son grand malheur, il éveilla l'attention de l'officier qui commandait le poste (Cabanès, 1928).

— Qui es-tu donc pour venir ainsi égayer et régaler nos soldats, lui demanda cet officier ; ne serais-tu pas un espion ?

— Moi, un espion ! Ah ! Vous pouvez vous informer ; je ne crains rien ; je suis connu dans le pays. Demandez à tels et tels dans le bourg voisin ; à tels et tels dans cet autre village : vous saurez alors qui je suis et si je suis homme à faire l'espion.

— Tu as l'air bien fier, bien sûr de ton fait, mais cela ne m'empêchera pas de te faire fouiller.

Aussitôt, les soldats procèdent à cette opération, et, entre autres choses, ils saisissent la fatale clef qui renfermait le billet, et la remettent à l'officier. Comme, d'ailleurs, ils ne trouvèrent rien de suspect, celui-ci, près de la rendre, y reporta les yeux :

— Elle est bien neuve, dit-il à l'émissaire.

— Lorsqu'on a perdu sa clef, reprend celui-ci, il faut bien en faire refaire une neuve.

— On te l'a refaite bien faible ; elle cède et plie sous la pression du doigt.

— Faible ou non, elle n'en est pas moins bonne pour moi, car elle ouvre très bien mon tiroir.

Cependant, l'officier frappe la clef avec un couteau et il remarque qu'elle rend un son tout particulier ; il la racle avec la pointe du même couteau ; la feuille d'acier qui la recouvrait commence à se soulever par le bord, elle se détache peu à peu, et, enfin elle laisse à découvert le billet qui ordonnait au général Lemarrois de sortir de Magdebourg avec toute sa garnison.

Le pauvre diable d'émissaire fut fusillé ; sa fluxion fut cause de sa mort, et peut-être aussi de la ruine de Napoléon, car il eût mieux dérobé son billet dans l'intérieur de sa dent, et serait sans doute parvenu à se jeter dans Magdebourg ; le général Lemarrois se serait joint au maréchal Davoust ; ils seraient rentrés en France, en recueillant sur leur route les garnisons des autres places fortes, et le sort du monde en eût probablement été changé, car les troupes inaguerries qui les cernaient n'auraient pu leur résister (Cabanès, 1928). »

Les troupes françaises enfermées à Magdebourg (15 septembre 1813 - 20 mai 1814), assiégées par l'armée prussienne, ne rentreront en France, qu'en 1814, à la première capitulation de Napoléon.

Références bibliographiques :
Cabanès Augustin, *Dents & dentistes à travers l'histoire*, Laboratoires Bottu (éd.), Paris, tome II, 1928.

Napoléon et odontologie médico-légale

Le 7 août 1815, l'Empereur et ses fidèles embarquent à bord du *Northumberland*, à destination de Sainte-Hélène, où il accoste le 14 octobre. En 1821, dans la nuit du 4 au 5 mai, Napoléon décède vers 4 heures (Roy-Henry, 2000).

Son corps est enfermé le 7 mai dans un cercueil en fer-blanc aux alentours de 19 heures. Le cœur et l'estomac ont été extraits lors de l'autopsie faite par le Dr Antommarchi. Le foie est replacé à l'intérieur du corps.

D'après les témoins de l'inhumation (Marchand, le valet du défunt, le général Bertrand, le comte de Montholon et les officiers anglais), le corps du mort exhalait une très mauvaise odeur et son visage était déjà très défiguré, signes d'une dissolution prochaine. La décomposition était en cours indéniablement.

Lors de l'exhumation faite à Sainte-Hélène, le 15 octobre 1840, le corps trouvé dans le cercueil est quasiment intact. Près de vingt années après, le processus de dégradation aurait-il pu s'arrêter ?

Le chirurgien-major Guillard, seul médecin présent lors de l'exhumation sur l'île, procède alors aux premières constatations. Sa description est extrêmement éloquente (Roy-Henry, 2000).

« La tête, un peu élevée, reposait sur un coussin ; le crâne, volumineux, le front haut et large, se présentait couverts de téguments jaunâtres, durs et très adhérents. Tel paraissait ainsi le contour des orbites dont le bord supérieur était garni de sourcils. Sous les paupières se dessinaient les globes oculaires qui avaient perdu peu de choses de leur volume et de leur forme (...). Les joues étaient bouffies (...) ; les lèvres amincies étaient écartées, trois dents incisives extrêmement blanches, se voyaient sous la lèvre supérieure qui était un peu relevée sur la gauche. (...) »

Le médecin affirme également que le visage du mort porte de la barbe et la tête, des cheveux. Les traits sont sans altération, jeunes et nobles.
Rappelons que Napoléon, grand consommateur de réglisse[19], est décrit par de nombreux témoins comme ayant les dents sales et noires à son arrivée sur Sainte-Hélène, les plus visibles étant bien sûr celles de devant, les incisives-canines[20]. Rappelons aussi que l'Empereur a présenté des symptômes scorbutiques importants pendant son exil sur cette île.
En 1821, lors de l'inhumation, les témoignages de Bertrand, de Montholon, de Marchand, d'Ali, d'Antommarchi, de Darroch et des officiers anglais signalent que le visage et la tête sont entièrement rasés, que la bouche est fermée et que les traits sont profondément altérés rendant le visage défiguré, et méconnaissable (Roy-Henry, 2000 & Riaud, 2011).
Le cercueil ayant été fermé hermétiquement, de nombreuses tentatives d'explications ont été formulées quant à l'arrêt de la décomposition tissulaire. De plus, de nombreux éléments constatés par Guillard en 1840, allant des vêtements aux autres parties du corps, ne concordent pas avec la description faite lors de l'inhumation en 1821. Une substitution aurait-elle été faite entre ces deux dates ? Le cercueil de l'Empereur aurait-il été ouvert entre-temps ? Nul ne sait. Le débat reste ouvert.
Lors de l'autopsie de Napoléon qui se déroule le 6 mai 1821 à 14 h 30, d'après le compte-rendu écrit en 1823 par le Dr Walter Henry, médecin au 66ème régiment d'infanterie britannique, *« le crâne ne fut pas ouvert »* (Bastien & Jeandel, 2005).
Dans son rapport de 1825, le Dr Antommarchi affirme en outre que : *« ... Sa bouche conservait l'expression du sourire, à cela près que du côté gauche, elle était légèrement contractée par le rire sardonique... »* Antommarchi y confirme que le corps n'a

---

[19] Le Dr Lamendin pense qu'à Sainte-Hélène, l'Empereur aurait perdu son habitude de manger de la réglisse avec l'oisiveté engendrée par sa détention. Il n'en aurait consommé, en effet, que pour soulager son anxiété. Napoléon était un hyperactif et, à ce titre, quelqu'un qui, comme lui, déborde d'énergie et d'activités, s'il est désœuvré et s'il s'ennuie, compense en mangeant. Je pense, donc, qu'il est peu probable, hormis d'éventuels problèmes d'approvisionnement au vu de l'éloignement de l'île, qu'il ait cessé cette consommation. Je suis convaincu – cela n'engage bien sûr que moi – qu'il aurait pu l'augmenter au contraire (Lamendin, 2007).
[20] Voir chapitre « Napoléon Ier, Napoléon II et leurs dents ».

pas été embaumé. Le médecin se serait essayé enfin à la phrénologie sur le crâne du défunt (Antommarchi, 1825).

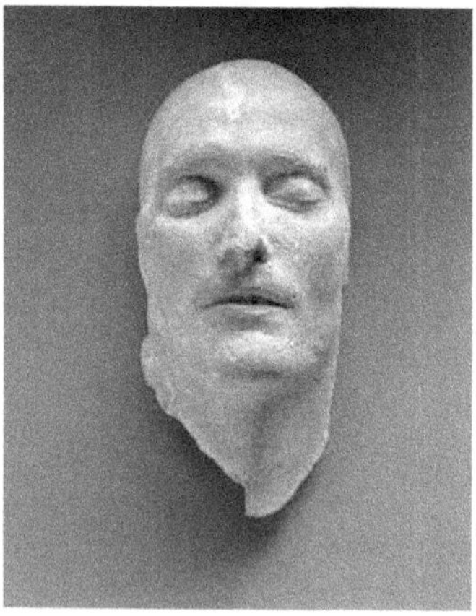

Masque mortuaire en plâtre de Napoléon Ier réalisé en 1821, par le Dr Francesco Antommarchi (1780-1838), médecin de l'Empereur à Sainte-Hélène (Agence photographique Réunion des Musées Nationaux, photo André Martin, Paris, 2009, © RMN)[21].

Le 15 décembre 1840, la dépouille mortelle de l'Empereur entre dans l'église des Invalides.

Références bibliographiques :
Agence photographique Réunion des Musées Nationaux, photo André Martin, Paris, 2009.
Antommarchi F., *Mémoires du Docteur F. Antommarchi ou les derniers momens de Napoléon*, Librairie Barrois L'Aîné, Paris, tomes 1et 2, 1825.
Bastien Jacques & Jeandel Roland, *Napoléon à Sainte-Hélène – Etude critique de ses pathologies et des causes de son décès*, Le Publieur (éd.), 2005.
Lamendin Henri, communication personnelle, Guillestre, 2007.
Riaud Xavier, *Chroniques odontologiques des rois de France et de la dynastie napoléonienne*, L'Harmattan (éd.), Collection Médecine à travers les siècles, Paris, 2011.

[21] L'origine des masques mortuaires d'Antommarchi a été longtemps contestée. Louis-Philippe a commandé 5 épreuves en bronze et 25 en plâtre de ce masque. Hauteur : 35 cm ; longueur : 30 cm.

Roy-Henry Bruno, « Napoléon repose-t-il aux Invalides? », in *Historia*, 2000 ; 638 : 42-48.

Le Dr Sten Forshufvud (1903-1985), détective de l'histoire

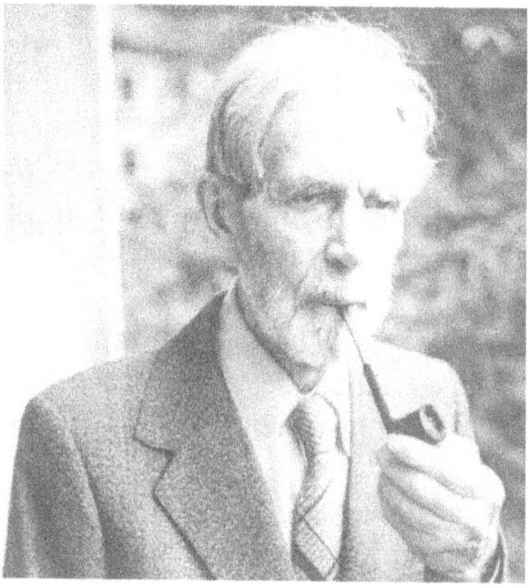

Sten Forshufvud est né le 9 février 1903, à Ramsele. Il est le fils d'un officier médical de district Oscar Bengtsson et Eva Melin. En 1921, il passe son examen d'entrée à Uddevalla. En 1924, à seulement 21 ans, il réussit à obtenir son examen pour devenir chirurgien-dentiste. Il est le plus jeune qualifié dans cette profession en Suède (Riaud, 2006).

Par la suite, il exerce comme chirurgien-dentiste à l'Université de Bordeaux en 1934. Sous les encouragements du célèbre histologiste Georges Dubreuil, il fait plusieurs découvertes majeures.

De retour en Suède, il poursuit ses études biologiques à la Faculté de Lund où il soutient sa thèse de docteur en Médecine en 1941. Puis, il étudie aux laboratoires de bactériologie et de pathologie du Sahlgren Hospital et au laboratoire de biologie du musée zoologique de Göteborg. Ensuite, il a accès à l'Institut Nobel de Physique où il poursuit ses recherches et devient professeur à la Faculté d'Odontologie après avoir obtenu, en 1949, un doctorat en sciences odontologiques[22].

En parallèle de son métier, il engage des investigations en sérologie et se consacre à l'étude de la circulation sanguine et de ses fonctions, du plasma, et des poisons (Lamendin, 2000).

En 1955, Forshufvud lit les mémoires de Marchand, le domestique de l'Empereur à Sainte-Hélène, et, au vu des symptômes présentés par Napoléon en exil avant sa mort, il commence à suspecter un empoisonnement à l'arsenic. Il relève au moins 28 symptômes caractéristiques sur les 31 connus. En 1959, il découvre un article qui se révèle déterminant et qui est rédigé par Hamilton Smith, professeur de médecine légale à Glasgow. Cet homme a mis au point un procédé selon lequel le bombardement nucléaire d'un cheveu unique active l'arsenic qui s'y trouve, ce qui facilite des mesures de quantité (Damamme, 2003).

En 1960, le Suédois obtient un cheveu de l'Empereur du commandant Henry Lachouque, ancien conservateur adjoint du musée de Malmaison et historien napoléonien confirmé (Weider, 1998, 2005 et 2006).

Forshufvud le fait analyser par Smith. Les résultats sont édifiants. En 1961, le dentiste affirme qu'il y a une proportion en arsenic cinq fois supérieure à la normale.

Lachouque, le 8 octobre 1960, a, par écrit, rendu hommage au travail de Forshufvud :

« Mon cher Docteur,

« J'ai lu et relu votre magnifique travail qui m'a naturellement fort intéressé. Permettez-moi d'abord de vous féliciter de votre patiente étude, de votre érudition, de votre sens critique, de votre fidélité aux textes.

« Tout ceci forme un ensemble remarquable de qualités sans lesquelles l'historien s'apparente au romancier historique. »

Après une série de conseils pour lui permettre de donner tout son poids à la thèse développée, Lachouque termine ainsi : *« Il y aura quelques retouches à votre texte, mais c'est insignifiant. Je vois très bien ce qu'on peut faire et c'est très intéressant... »*

---

[22] *odonte* = organe dentaire et *logos* = science (en grec), donc *odontologie* = science de la dent.

L'authenticité des cheveux a été à chaque fois confirmée. L'arsenic employé serait de nature minérale. L'agent toxique utilisé ne serait autre que de la mort aux rats (Weider, 1998, 2005 et 2006).
Il doit dès lors trouver d'autres cheveux pour confirmer la première étude, mais, étrangement, les portes se ferment, y compris celle du commandant Lachouque. Sten décide alors de se tourner vers l'étranger pour trouver d'autres reliques. Des échantillons provenant de Las Cases, Marchand et d'autres, dont l'authenticité est indubitable, lui parviennent de Suisse, d'Australie, du New Jersey… En 1961, Forshufvud publie un ouvrage intitulé *Napoléon a-t-il été empoisonné ?* Cet ouvrage est sévèrement vilipendé par les milieux napoléoniens français, comme le rappelait obligeamment le professeur Tulard dans *Le Figaro Littéraire* du 27 mai 1999 : « *La traduction française fut accueillie avec amusement. Les docteurs Godlewski et Ganière, grands spécialistes de Sainte-Hélène et forts de leurs connaissances médicales, ne firent qu'une bouchée de l'infortuné dentiste* (Damamme, 2003). »

Le 26 mars 1962, Hamilton-Smith confirme les résultats de son premier examen. Le Suédois parvient à démontrer notamment que ces doses proviennent d'administrations périodiques, et pas de l'environnement, ce qui explique les phases de répit qu'a pu connaître Napoléon (Weider, 1998, 2005 et 2006).
Après une première rencontre en 1972, il s'associe en 1974 à Ben Weider.
Ce dernier se rappelle : « *Avec Sten Forshufvud, nous avons établi deux listes chronologiques. Dans la première, nous avons marqué, à leur date précise, les symptômes qui affectaient Napoléon tels qu'ils étaient reportés par les témoins oculaires. Nous avons ainsi couvert les six derniers mois de la vie de Napoléon. Ceci correspondait exactement à la période de croissance des cheveux que nous avons fait analyser. Dans la seconde liste, nous avons noté les taux d'arsenic fournis par l'analyse en précisant les dates de variations.* »
Après cette étude, le Suédois a demandé au professeur Henri Griffon, chef du bureau toxicologique de la Police de Paris, de lui expliquer les difficultés rencontrées pour déceler la présence d'une intoxication arsenicale. Il lui a répondu qu'il n'avait jamais

rencontré un médecin ayant diagnostiqué correctement un empoisonnement par l'arsenic comme cause de la maladie d'un de ses patients. L'arsenic trioxide est sans saveur et sans odeur...
En 1978, Forshufvud et son comparse attestent par des tests d'activation neutronique que Napoléon a été *« empoisonné de façon répétitive »*. De nouvelles analyses parviennent à dater le début de l'empoisonnement à l'arsenic à janvier 1816 (Damamme, 2003).
La période qui s'étend du 22 mars 1821 jusqu'à la mort de l'Empereur a été admirablement déchiffrée par le Suédois qui a recensé méticuleusement tous les indices pouvant faire penser à une intoxication arsenicale. Après étude de l'ensemble, il a abouti à la thèse de l'assassinat de Napoléon (Weider, 1998, 2005 et 2006).
Forshufvud et Weider ont publié deux ouvrages à l'intérieur desquels ils exposent leurs conclusions. Ces livres s'intitulent *Assassination at St Helena* (1978) et *Assassination at St Helena revisited* (1995).
Sten Forshufvud est décédé en 1985.
Le 14 janvier 2003, au cours d'une conférence à Strasbourg avec pour thème *« L'empoisonnement de Napoléon »*, les mérites et les compétences scientifiques du dentiste suédois dans sa quête de vérité sont enfin reconnus officiellement, y compris par ses anciens détracteurs.

Références bibliographiques :
Damamme Jean-Claude, « Empoisonnement de Napoléon ; vérités – mensonges ; à propos de l'intervention de Thierry Lentz », in *http://www.napoleonicsociety.com*, 2003, p. 1.
Lamendin Henri, « Napoléon, des dentistes et l'Histoire... », in *Le Chirurgien-Dentiste de France*, 6-13/01/2000, 966/967 : 66-71.
Riaud Xavier, *Les dentistes, détectives de l'histoire*, L'Harmattan (éd.), Collection Médecine à travers les siècles, Paris, 2006.
Weider Ben, « L'assassinat de Napoléon », in *Conférence au Festival militaire international de Borodino*, Russie, septembre 1997, & in *Conférence à l'Académie militaire de Sandhurst*, Angleterre, février 1998, http://www.napoleonicsociety.com, pp. 1-6.

Weider Ben & Kintz Pascal, « Empoisonnement de Napoléon », in *The International Napoleonic Society Journal*, Montréal, 2005, pp. 6, 7.
Weider Ben, collection privée, Montréal, Canada, 2006.

Lucile Bradsock

Personnage de fiction créé de toutes pièces par Franz-Olivier Giesbert pour les besoins de son roman intitulé *L'arracheuse de dents* paru aux Editions Gallimard (2016), Lucile Bradsock, fort jolie jeune femme, est missionnée par Fouché, ancien ministre de la Police de Napoléon, auprès de l'Empereur déchu exilé alors à l'île d'Elbe afin de savoir si ce dernier prépare son retour sur le sol français ou non (pp. 327-364). Pour cela, l'ancien ministre lui recommande de ne pas hésiter à user de ses charmes si besoin.

Lucile Bradsock a une particularité. Elle a été formée à la dentisterie, à l'aube de la Révolution française, par un dentiste parisien du nom d'Hippolyte Frochon qu'elle a assisté, dès l'âge de 14 ans, au cours de ses interventions. Une série de péripéties et d'aventures la conduiront des Etats-Unis d'Amérique à la France et de la guerre de Sécession américaine à la Révolution française, sans oublier l'épopée napoléonienne et Little Big Horn.

Mais, pour l'heure, missionnée par Joseph Fouché décrit comme ayant des *« dents grises »*, Lucile part sur l'île d'Elbe à la rencontre de Napoléon.

Arrivée en 1814 sur l'île, à la demande du général Cambronne et moyennant une somme *« modique »*, elle doit procéder aux examens dentaires et aux soins réclamés par les bouches des 1 500 soldats qui composent la garnison du petit royaume que gouverne le Corse. Alors empêtrée dans la bouche scorbutique d'un soldat, à peine une heure après le début de son office, Napoléon lui-même arrive et réclame les services de la jeune femme qui s'empresse de s'exécuter. Il lui demande de procéder à l'examen de ses dents.

La dentiste constate : *« Elles étaient en bon état, mais assez grises, sans doute à cause de sa manie de mâcher des bâtons de réglisse (...). »* Napoléon interrompant l'examen

s'exclame alors de sa voix si caractéristique : *« Elles sont belles, mes dents nessepâ ? Pour les entrrrretenir, j'utilise un coure-dents en buis et je me les brosse soingneusement avec un opiat. »* Invitée à la table de l'Empereur le soir même, elle en devient aussitôt la maîtresse.
Le lendemain, dans l'après-midi, notre dentiste reprend son travail auprès des hommes de la garnison de l'île. Le jour d'après, au matin, Marchand, le valet de chambre de Napoléon, lui amène trois clous de girofle qu'elle se doit de mâcher avant de revoir son maître, ce dernier ne supportant pas les mauvaises haleines. Le soir, elle annonce au Français exilé qu'elle s'en retourne à Paris. Elle y arrive pour faire son compte rendu à Fouché en 1815.
Libérée de ses obligations, elle ouvre un cabinet dentaire rue des Petits-Champs dont l'activité au bout d'un mois se révèle vite florissante. Après le retour de l'île d'Elbe de Napoléon, Fouché, redevenu ministre de la Police, vient la quérir à son cabinet dentaire et lui demande de remplir une autre mission auprès de l'Empereur, ce qu'elle accomplit la veille de Waterloo. Le ministre ne comprend pas certaines errances de Napoléon et cherche à savoir si cela ne cache pas un quelconque complot. La défaite de Waterloo viendra mettre un terme à toutes les supputations.
Lucile, quant à elle, reprendra ses pérégrinations d'un continent à l'autre.

Références bibliographiques :
Giesbert Franz-Olivier, *L'arracheuse de dents*, Gallimard (éd.), Paris, 2016.

Ventes aux enchères

Récemment, un certain nombre d'éléments dentaires de Napoléon ont été mis en vente aux enchères. Ce chapitre constituera un peu un état des lieux.

- Osenat Maison de vente aux enchères

Collection Franceschini Pietri (1835-1915), secrétaire particulier de Napoléon III – lot 135 – dimanche 1er avril 2012 – *11 000 euro.*

A été vendue une dent attribuée à l'empereur Napoléon Ier. C'est une incisive centrale supérieure du côté gauche (une 21), fortement abrasée, d'une longueur de 20 mm et d'une largeur de 4 mm à la couronne, conservée dans une petite boîte avec une inscription manuscrite à l'encre sur le couvercle *« Dents »* contenant, à l'intérieur, un papier bistre avec une autre inscription manuscrite à l'encre : *« Dent de l'empereur Napoléon Ier ayant appartenu à l'empereur Napoléon III. »*

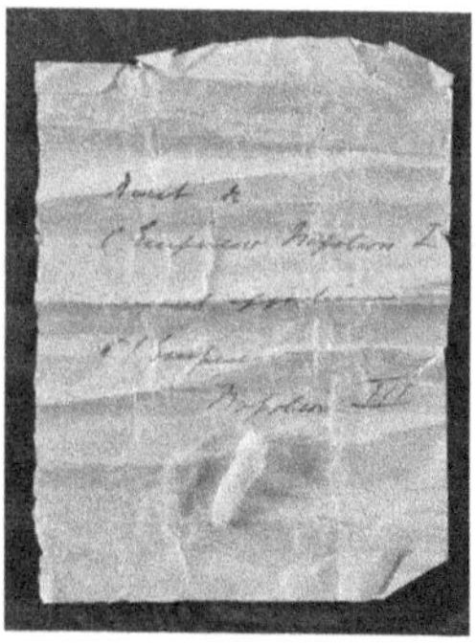

Cette dent est très abrasée, nous l'avons vu. Elle ne présente aucune carie, ni atteinte pulpaire. Elle ne peut avoir été récupérée qu'en raison d'une absence de support parodontal. Pourquoi cette importante abrasion? Cette dernière est due à un bruxisme important. Il est bon de rappeler que Napoléon, en dehors de ses tics, était très nerveux, ce qui devait l'amener à grincer des dents. De plus, nous savons qu'il rongeait ses ongles et des bâtons de réglisse[23]... Pour l'anecdote, c'est un chirurgien-dentiste, collectionneur napoléonien averti, qui a acquis la précieuse relique.

[23] Extrait du texte de présentation de cette dent vendue par la Maison Osenat sur le site Internet de la Maison Osenat (www.osenat.com, 2012 – Crédit photographique OSENAT/BURY).

- Le jeudi 10 novembre 2005, une dent qui serait de Napoléon a été vendue aux enchères ce jeudi-là à Londres pour une somme de 11 000 livres sterling, soit environ 13 000 euros. Chris Albury de la salle des ventes Dominic Winter à Swindon, dans le sud-ouest de l'Angleterre, a fait savoir que cette dent faisait partie d'une collection d'objets napoléoniens appartenant à un Anglais souhaitant rester anonyme. Cette dent était accompagnée de papiers permettant de remonter jusqu'à Barry O'Meara, médecin de Napoléon à Sainte-Hélène, qui l'aurait extraite de la bouche impériale en 1817. O'Meara aurait donné cette dent au général Maceroni, aide de camp du roi de Naples Murat. Le dernier propriétaire a acquis cette dent, en 1956, auprès de Cecilia White, l'arrière-petite-fille de Maceroni. La dent en question est encore pourvue de sa racine. C'est une canine supérieure droite, abrasée et avec une carie en son centre (Benhamou, 2010-2011). Quand on sait qu'O'Meara a extrait une dent de sagesse à Napoléon en 1817, la question de savoir si cette dent a vraiment été celle de Napoléon se pose indéniablement.

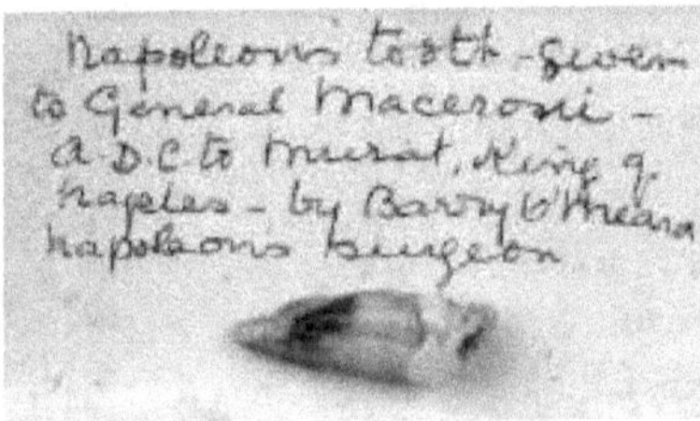
Napoleons tooth - given
to General Maceroni -
A.D.C to Murat, King of
Naples - by Barry O'Meara
Napoleons surgeon

- Nécessaire dentaire de Napoléon Ier – Fondation Napoléon (voir celui p. 42).
D'après Karine Huguenaud de la Fondation Napoléon, *« Provenant des collections du baron Nathaniel de Rothschild (1840-1915), ce nécessaire dentaire fut acquis, selon la tradition familiale, par son grand-père Nathan (1777-1836) auprès d'un soldat qui l'aurait volé dans les équipages de l'Empereur à Waterloo. »* Fabriqué par Biennais, ce nécessaire contient des instruments dentaires, dont des rugines à détartrer. Il est orné des armes impériales. Cet objet a été présenté durant l'exposition *La Berline de Napoléon. Le mystère du butin de Waterloo* tenue du 6 mars au 8 juillet 2012, au musée de la

Légion d'honneur à Paris, puis, du 21 mars au 31 juillet 2015, à l'exposition *Napoléon et Wellington : destins croisés* organisée au musée Wellington de Waterloo (Fondation Napoléon, 2016).
- Un gratte-langue de Napoléon[24] a été vendu le samedi 5 décembre 2015 à l'hôtel des ventes d'Albi. Il a été remis le 8 mai 1821, trois jours après la mort de Napoléon, au lieutenant Hayne, un jeune soldat anglais, par Mme Bertrand. Ceci, écrit en anglais, est mentionné à l'intérieur de l'écrin. *« La famille Hayne s'en est séparée en 1944 et il était depuis dans une famille tarnaise »*, complète Philippe Amigues, le commissaire-priseur chargé de la vente. Il a été vendu 18 000 euro (mise à prix de départ : 4 000 euro). Il mesure 4 cm de long sur 1 cm de large. La lame est en or, avec un manche en écaille de tortue, présenté dans un écrin en ivoire. Il a été authentifié par un expert comme ayant bien appartenu à l'Empereur. Il aurait été fabriqué par des serveurs chinois qui auraient travaillé pour Napoléon pendant son exil, entre 1815 et 1820 (www.ladepeche.fr, 07/12/2015).

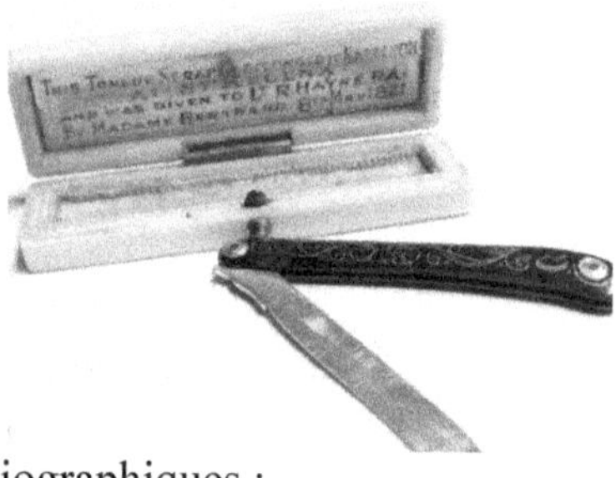

Références bibliographiques :

Amigues Philippe, communication personnelle, Hôtel des ventes du Tarn, 25, rue Antoine Lavoisier, 81000 Albi, 2016.

Benhamou Albert, « La fausse dent de Napoléon », in *www.lautresaintehelene.com*, 2010-2011.

Fondation Napoléon, communication personnelle, Paris, 2016.

www.ladepeche.fr, « Le gratte-langue de Napoléon Bonaparte trouve preneur en France pour 18 000 euro », 07/12/2015.

[24] Crédit photographique Maître Amigues Philippe, commissaire priseur, Hôtel des ventes du Tarn, 25, rue Antoine Lavoisier, 81000 Albi, 2016.

www.osenat.fr, « dent de Napoléon », Collection Franceschini Pietri (1835-1915) – lot 135 – Fontainebleau – 1er avril 2012 (crédit photographique OSENAT/BURY).

Conclusion

Si la médecine française, à l'aube du Consulat, subit une vraie réforme en profondeur par la mise en place, pour la première fois, d'un enseignement hospitalo-universitaire, si tous les acteurs qui la composent enchaînent les découvertes et connaissent une véritable émulation - encouragés en cela par le futur empereur -, qui leur permettra, sans le savoir, d'instituer des infrastructures à la médecine et à la chirurgie que les années, voire les siècles, ne démentiront pas, la chirurgie dentaire, par contre, en demeurera le parent pauvre et sera abandonnée à la manne de charlatans qui ne devront payer qu'une simple patente pour exercer, au nom de *« la libre concurrence »*.
Pourtant, lorsqu'on s'attarde un peu sur la question, on constate que tous les rois ou empereurs en Europe se soucient de leur hygiène bucco-dentaire et s'attachent les services d'un dentiste personnel. Malgré des techniques florissantes, l'intérêt sociétal pour cette discipline, bien qu'en net progrès, ne concerne malheureusement que les grandes villes et ceux qui ont les moyens financiers d'y accéder.
Rien ne sera mis en œuvre pour les plus démunis dont les soins dépendront de la bonne volonté et de la charité des « praticiens » en exercice. Pire même, les mœurs de l'époque autoriseront le plus dégradant des trafics moyennant rétribution à des fins de subsistance : le trafic des dents.

Annexes

En annexes, j'ai souhaité mentionner les biographies du médecin ou des chirurgiens qui ont pu avoir une réelle influence sur la chirurgie dentaire napoléonienne. Il en existe sûrement d'autres, mais les trois cités me semblent incontournables.

- Annexe 1 : Jean Nicolas Corvisart (1755-1821), premier médecin de Napoléon Ier.
- Annexe 2 : Alexis Boyer (1757-1833), premier chirurgien de Napoléon Ier.
- Annexe 3 : Dominique Larrey (1766-1842), chirurgien en chef de la Grande Armée en 1812.

Annexe 1 : Jean Nicolas Corvisart (1755-1821), premier médecin de Napoléon Ier.

« Je ne crois pas en la médecine, je crois en Corvisart »
(Napoléon)

Jean Nicolas Corvisart naît le 15 février 1755, dans les Ardennes, à Dricourt. Il rejoint très tôt son oncle qui est curé près de Boulogne-sur-Mer. Chez lui, il apprend le français et le latin. A douze ans, il entame sa scolarité au collège Sainte-Barbe. Ses facultés brillantes, son esprit réfléchi et ses aptitudes sportives le distinguent des autres élèves. Corvisart fait la rencontre du professeur Antoine Petit, célèbre anatomiste, qui se révèle déterminante (Gourdol, 2010). Il commence alors des études à l'Ecole de médecine de Paris en 1777, à l'instar de son père qui le prédestine à une carrière d'avocat, lui-même étant procureur au Parlement de Paris (Rabusson Corvisart, 1988). Vexé, il lui supprime tous subsides. Devenu l'ami de ses maîtres, Jean Nicolas prépare les pièces anatomiques dont ils se servent lors de leurs dissections. C'est au cours de l'une d'entre elles qu'il se blesse grièvement à la main gauche et aurait probablement perdu son bras si Desault, un de ses mentors, n'avait pas été là. Mais, après avoir été licencié de l'école de médecine en 1782, le jeune homme s'obstine, repasse des examens et devient docteur régent de la faculté de Paris, la même année, après avoir soutenu deux thèses. Son père est alors rassuré (Rabusson Corvisart, 1988).
En 1783, il donne des cours d'anatomie, de pharmacie et de physiologie, son premier étant sur l'art d'accoucher (Rabusson Corvisart, 1988).
Tour à tour, dans les services de Petit, de Desault, de Vicq d'Azir et de Portal, il côtoie les noms les plus fameux de la médecine du XVIIIe siècle, apprend d'eux et gagne leur respect. Alors docteur régent de la faculté, Jean Nicolas répugne à porter la perruque, ce qui constitue un motif d'éviction de l'hôpital des Paroisses. Il entre alors en fonction dans un hôpital consacré aux pauvres et rejoint l'hôpital de la Charité où il rencontre celui qui est devenu un grand ami, le médecin Desbois de Rochefort. Obsédé par les techniques de diagnostic, il développe les méthodes de percussion mises au point par

Auenbrugger en 1761. En 1785, Corvisart soutient une autre thèse intitulée *Les agréments de l'étude de la médecine et les désagréments de la pratique*. Lorsque son ami décède en 1786, Corvisart prend sa suite et est titularisé à son poste en 1788. Très exigeant et très dur, il est promu professeur de pathologie et de physiologie. Il a eu, dans son service, Laënnec notamment, l'inventeur du stéthoscope (Gourdol, 2010).

Confronté à l'agitation populaire et à la politique révolutionnaire, Corvisart décide de rester neutre et de ne pas prendre part aux débats. Il se dévoue au quotidien pour restaurer le moral des troupes.

Pourtant, il accuse le coup lorsqu'un décret de l'Assemblée législative est promulgué en 1792, qui ordonne la suppression de toutes les institutions médicales enseignantes. Cette loi est confirmée par celle du 8 août 1793 de la Convention nationale qui décrète la fermeture des facultés, des organisations enseignantes et la suppression des académies, et autres sociétés savantes. N'importe qui peut alors exercer la médecine. Aucun diplôme n'est plus requis. Les écoles de santé ne sont réorganisées qu'à la fin de l'année 1794 (Gourdol, 2010 ; http://www.histoire-empire.org, 2010).

La nouvelle Ecole de santé de Paris ouvre ses portes, le 4 décembre 1794. Corvisart est tout naturellement recruté au poste du professeur Petit qui est décédé la même année. Il y reste jusqu'en 1807. Il y perfectionne un protocole basé sur l'étude des symptômes d'une maladie. Il acquiert une notoriété internationale et voit des étudiants du monde entier assister à ses conférences. En 1795, il crée une école de clinique médicale. En 1796, il anime la Société médicale d'émulation qui a été instaurée cette année-là, pour discuter des problèmes que les jeunes médecins rencontrent au quotidien (Ganière, 1970). En 1797, les écoles de santé sont incorporées dans le cadre de la nouvelle université (Gourdol, 2010) et le statut des professeurs est renforcé. Titulaire d'une chaire de médecine pratique, il véhicule ses idées novatrices au Collège de France où il distille son savoir. A la Charité, il institutionnalise l'observation du malade, l'examen clinique, l'anamnèse et l'étude étiologique. Sur ses directives, un amphithéâtre d'anatomie est bâti. En 1801, il est aux commandes du *Journal de médecine, chirurgie et pharmacie* qui reçoit des papiers des universitaires notamment

(Ganière, 1970, Gourdol, 2010 ; http://www.histoire-empire.org, 2010).

C'est cette année-là également qu'il rencontre le Premier Consul, en juillet exactement, par l'entremise de Joséphine de Beauharnais. Séduit par l'homme et la sûreté de son diagnostic, Bonaparte s'attache ses services et en fait son Premier médecin. Mais, le futur empereur n'en reste pas là. Il fait nommer Corvisart au poste de médecin du gouvernement. Il a pour objectif de suppléer les pouvoirs publics dans la prévention contre les épidémies et les maladies contagieuses. Il est aussi responsable de l'organisation et du fonctionnement du service de santé de la Maison impériale. C'est en effet lui qui choisit les médecins susceptibles de remplir des fonctions auprès de la famille impériale. Les candidatures sont bien évidemment très nombreuses. Le choix n'en est que plus difficile. Pourtant, Corvisart l'assume avec une probité irréprochable et une sincérité remarquable envers ses confrères (Rabusson Corvisart, 1988).

En 1802, derrière les aphorismes principalement cardiologiques de Laënnec (1802), toute la rigueur scientifique, toute l'analyse méticuleuse de l'étiologie d'une maladie, tout le sens clinique de Corvisart sont palpables (Gourdol, 2010 ; Rabusson Corvisart, 1988).

Premier médecin, il guérit, en 1801, le Premier Consul qui présente des troubles digestifs en lui prescrivant un régime alimentaire strict. Le 14 juillet 1804, le médecin reçoit la Légion d'honneur et le 19 juillet, il devient Premier médecin de l'Empereur (Ganière, 1951).

Corvisart vient en consultation ses jours de service qui sont le mercredi et le samedi. Il vient rarement autrement. Il assiste au lever de Napoléon et revient pour son coucher. Il n'hésite pas à réprimander son illustre patient si celui-ci n'a pas respecté à la lettre ses prescriptions. L'Empereur apprécie particulièrement leurs échanges. Très méfiant envers les médecins, il provoque régulièrement Jean Nicolas en lui faisant part de son scepticisme quant à l'utilité de la médecine. Piqué au vif, Corvisart convient de l'incertitude des sciences médicales, mais il en défend pied à pied l'importance. Soucieux de conserver son autonomie, il refuse tout logement aux Tuileries (Rabusson Corvisart, 1988).

Ses nouvelles fonctions permettent à Jean Nicolas de réformer la médecine en profondeur. Ses préceptes sont toujours en vigueur aujourd'hui. La médecine ne peut s'exercer qu'après l'obtention d'un diplôme venant sanctionner des études. Il crée une police de la médecine et de la pharmacie. Un concours d'internat des hôpitaux est instauré. Bref, il est de tous les combats (Ganière, 1951)...

En 1806, Corvisart publie son œuvre de référence intitulée *Essai sur les maladies et les lésions organiques du cœur et des gros vaisseaux* dont l'idée originelle aurait été suggérée par Napoléon lui-même au cours d'une conversation.

Pendant 10 ans, le médecin ne quitte plus son illustre patient. Italie (1805), Autriche (1809), il est au côté de son patient en permanence. Appelé d'urgence par le docteur Lanefranque qui suit l'Empereur, il visite, en 1809, un champ de bataille à Schönbrunn, pour la seule et unique fois (Rabusson Corvisart, 1988). En 1808, Napoléon anoblit son médecin et en fait un baron d'Empire avec une dotation de 10 000 francs (http://www.histoire-empire.org, 2010 ; Gourdol, 2010).

C'est Corvisart qui affirme la stérilité de Joséphine et qui essaie de la traiter. Mais, sa patiente lui demande toujours plus de médicaments. Le médecin finit par lui donner un placebo à base de mie de pain (Gourdol, 2010 ; Rabusson Corvisart, 1988 ; http://www.histoire-empire.org, 2010).

En 1808, Jean Nicolas traduit l'ouvrage de Leopold Auenbrugger sur la percussion. En 1809, il est l'émissaire qui confirme à Napoléon que Marie Walewska est enceinte. Cette année-là, il assiste Joséphine en pleine détresse dans son divorce avec l'Empereur (Ganière, 1951).

Le 20 mars 1811, il apporte son soutien à Antoine Dubois qui accouche l'impératrice Marie-Louise.

Cette même année, Corvisart siège à l'Académie des sciences et est élu à l'Académie de médecine en 1820, dès sa création. De même, il est membre de toutes les sociétés savantes d'Europe (Dupont, 1999 ; Gourdol, 2010 ; Rabusson Corvisart, 1988 ; http://www.histoire-empire.org, 2010).

Commandeur de l'ordre de la Réunion, il est un des premiers nominés le 29 février 1812.

Lorsque Napoléon abdique en 1814, accablé, Jean Nicolas suit Marie-Louise de Blois jusqu'à Vienne qu'il quitte le 20 mai. Se retirant à la campagne d'où il ne sort que très rarement, il quitte une première fois le monde médical. Malgré tout, il n'hésite pas à garder un œil sur l'impériale épouse et sur son fils qu'il accompagne dans la vie tel un vieux maître. C'est aussi à la nouvelle de l'abdication qu'il fait sa première crise d'apoplexie (Gourdol, 2010 ; Rabusson Corvisart, 1988 ; http://www.histoire-empire.org, 2010).

Apprenant son comportement à la veille de son départ pour l'île d'Elbe, l'Empereur déchu lui tient ce propos : *« J'ai vu avec plaisir la bonne conduite que vous avez tenue dans ces derniers temps où tant d'autres se sont mal conduits. Je vous en sais gré et cela confirme l'opinion que j'avais conçue de votre caractère. Donnez-moi des nouvelles de Marie-Louise et ne doutez jamais des sentiments que je vous porte ; ne vous livrez pas à des idées mélancoliques et j'espère que vous vivrez encore pour rendre des services et pour vos amis* (http://www.histoire-empire.org, 2010 ; Gourdol, 2010). *»*

Corvisart voit le nombre de ses disciples se multiplier. Devenu membre de l'Académie de médecine, la plupart des futurs compagnons qui l'intègrent ont été ses élèves : Laënnec, Dupuytren, Broussais, Bayle, Bouillaud, etc (Halls Dally, 1941 ; Davies & Hollman, 1997).

Pendant les Cent-Jours, il redevient le Premier médecin de l'Empereur. Il se retire après Waterloo. Atteint par la limite d'âge, il prend en charge le choix du médecin qui doit partir avec l'Empereur sur l'île de Sainte-Hélène. Il est l'un des derniers à saluer Napoléon avant qu'il ne débute son périple pour Rochefort. Napoléon dit de lui qu'il est *« un habile et un honnête homme »* (http://www.histoire-empire.org, 2010 ; http://napoleonbonaparte.wordpress.com, 2008).

En 1816, il est atteint d'hémiplégie. Il cesse toutes ses activités médicales et se voit lentement décliner.

Atteint de crises d'apoplexie répétées, il trouve la mort le 18 septembre 1821, à Courbevoie.

Il est enterré dans le cimetière d'Athis-Mons dans l'Essonne.

Une rue et une station de métro de Paris portent son nom. En 1964, un timbre à son effigie de 0,20 francs est émis par la Poste de la République française (Bouchon & Grau, 2008-2010).

Références bibliographiques :

Bouchon L. A. & Grau D., « Jean Nicolas Corvisart (1755-1821), Premier médecin de l'Empereur, commandeur de la Légion d'honneur, baron de l'Empire », in *http://www.napoleon-empire.net*, 2008-2010, pp. 1-3.

Davies M. K. & Hollman A., « Jean Nicolas Corvisart (1755-1821) », in *Heart*, 1997; 78: 4.

Dupont Michel, *Dictionnaire historique des médecins dans et hors de la médecine*, Larousse (éd.), Paris, 1999.

Ganière Paul, *Corvisart*, Flammarion (éd.), Paris, 1951.

Ganière Paul, « La médecine et les médecins », in *Revue du Souvenir napoléonien*, oct. 1970, n° 256, pp. 14-16.

Gourdol Jean-Yves, « Jean-Nicolas Corvisart des Marets, Dricourt 1755 - Paris 1821, Premier médecin de Napoléon », in *http://www.medarus.org*, 2010, pp. 1-6.

Halls Dally J. F., « Life and Times of Jean Nicolas Corvisart (1755-1821) », in *Proceedings of the Royal Society of Medicine*, 1941 March; 34 (5): 239-246.

http://www.histoire-empire.org, *Jean-Nicolas Corvisart (1755-1821), Premier médecin de Napoléon*, 2010, pp. 1-4.

http://napoleonbonaparte.wordpress.com, *Jean Nicolas Corvisart (1755-1821), baron d'Empire*, 2008, pp. 1-7.

Rabusson Corvisart Didier, « Avis au lecteur », in *Essai sur les maladies et les lésions organiques du cœur et des gros vaisseaux* par Corvisart J. N. (3ème édition de 1818), Pariente (éd.), Paris, 1988, pp. 7-41.

Annexe 2 : Alexis Boyer (1757-1833), premier chirurgien de Napoléon Ier.

Alexis Boyer est né à Uzerche, le 1er mars 1757. De famille modeste, il entre dans une petite école où il ne lui est enseigné que la lecture et l'écriture. Plus tard, il entre en tant que clerc dans l'étude du notaire local, M. Mondat. Proche de l'étude, réside un chirurgien-barbier où le jeune Alexis, fasciné, se rend aussitôt qu'il le peut. Dans les clients de l'échoppe, il y a un maître en chirurgie du nom de Cruvelhier. Etonné par sa dextérité, le praticien convie le jeune homme à l'accompagner dans ses visites. Au cours de celles-ci, il le laisse effectuer quelques actes de petite chirurgie. Convaincu qu'il doit monter à Paris pour entamer des études médicales, il met de l'argent de côté pendant toute une année (Dubois, 1853). En 1774, il a dix-sept ans et il monte dans la capitale. Là, il rencontre un étudiant en médecine qui le fait entrer chez un barbier en tant que premier garçon. Doué de qualités de cœur et de principes incontestables, il s'attelle à la tâche. Intelligent, honnête, droit, robuste et avec une mémoire fabuleuse, sage et patient, ordonné et méthodique, tenace, il sait qu'il faut beaucoup de travail et de temps avant qu'il n'atteigne ses objectifs. Tout son temps libre, il assiste à des dissections, la boutique du barbier étant voisine des amphithéâtres d'anatomie (Goudeaux, 1904). Au début auditeur libre, il écoute assidûment, observe et apprend sans rien dire. Ne pouvant rivaliser de moyens, il constate que de nombreux étudiants sont disputés parce qu'ils laissent leurs instruments sales après les démonstrations. Aussi, décide-t-il, après leur départ, de les laver et de les aiguiser. Reconnaissants, les étudiants l'intègre et le font participer à leurs dissections. Mais, bien vite, il brille par son habileté et devient démonstrateur. Il donne des cours d'anatomie moyennant rétribution. Il subsiste difficilement, mais subsiste tout de même. Après cinq années d'études dans des conditions précaires, il obtient en 1781, la médaille d'or de l'Ecole pratique du collège de chirurgie. En 1782, il est élève dans l'hôpital de la Charité. Il y suit les cours et fait des pansements. Le 9 juillet 1787, il remporte le poste de chirurgien gagnant, maîtrise pour lequel il postule depuis le 25 juin, un poste s'étant libéré. Un service lui est alors confié. Il a trente ans (Dubois, 1853 ; Dupont, 1999).

Androutsos ((a), 2003) dit qu'il est placé sous l'autorité de Raphaël-Bienvenu Sabatier alors que Dubois (1853) affirme que Sabatier est le grand rival de Boyer pour ce concours.
En 1789, patriote convaincu, il participe, aux côtés des étudiants du collège de médecine, à la prise de la Bastille. En 1792, après délibération de l'assemblée, Boyer devient chirurgien en second de la Charité. Il y officie pendant trente-deux ans jusqu'à la mort de son patron, M. Deschamps. Très vite, à sa demande, avec l'autorisation de la commission administrative des hospices, il peut donner des cours de clinique chirurgicale à la Charité. En 1795, Boyer est professeur de médecine opératoire à l'Ecole de santé de Paris. Très vite, lui est confiée la chaire de clinique externe. Après avoir enseigné l'anatomie, il inculque ses connaissances de chirurgie aux étudiants. De plus, cette année-là, il rejoint l'école d'anatomie de Desault à l'Hôtel-Dieu, en tant que médecin tout d'abord, puis professeur adjoint (Dubois, 1853 ; Androutsos (a), 2003).
C'est au contact de cet éminent médecin que Boyer comprend toute l'impérative nécessité d'aborder l'anatomie avec rigueur et méthodologie. En 1797, il fait paraître le premier des quatre tomes de son *Traité complet d'anatomie, description de toutes les parties du corps humain*, dont la publication s'échelonne de 1797 à 1805. Cet ouvrage est réédité à quatre reprises (https://fr.wikipedia.org, 2010).
Avec le départ d'Antoine Dubois en Egypte, en 1798, il devient incontournable dans son domaine, ses maîtres étant prématurément décédés. Ainsi, enseigne-t-il tous les jours, quatre disciplines (anatomie, médecine opératoire, pathologie externe et clinique chirurgicale). Son cours de pathologie externe dure quinze ans et est le plus suivi. Bientôt, une formalité s'impose. Il doit soutenir sa thèse de doctorat et c'est une véritable leçon qu'il donne à son jury (Dubois, 1853).
En 1804, il est nommé membre du service de chirurgie de l'Hôtel-Dieu, puis professeur de chirurgie à l'Ecole de santé. Il succède à Desault à la tête de la chaire de clinique chirurgicale.
En 1805, Corvisart le recommande à Napoléon pour le poste de Premier chirurgien de l'Empereur. En effet, convaincu qu'il n'a aucun ascendant sur Dubois, son rival et néanmoins ami, Corvisart lui concède qu'il n'est pas choisi parce que le *« médecin préféré de l'Empereur »* souhaite conserver seul, son

pouvoir et ne prendre aucun risque à cet effet (Ganière, 1988 & Riaud, 2010). Il préfère donc promouvoir à ce poste Boyer qu'il estime beaucoup plus facile à contrôler.
Intègre et travailleur, Napoléon l'apprécie aussitôt et n'oublie pas de le combler d'honneurs. En 1806 et en 1807, il est aux côtés de son impérial patient pendant la campagne de Prusse. Quelque temps après, ce dernier le missionne en Espagne pour y opérer le maréchal Suchet. A son retour, Napoléon l'autorise à rejoindre la Charité pour y continuer à délivrer son enseignement (Dubois, 1853).
Chaque jour, il se lève à 5h00 le matin en été et à 6h00 en hiver. Une heure après, il est à l'hôpital où il visite ses malades, puis donne des cours de clinique externe au chevet de ses patients. De 9h00 à 10h00, il rentre chez lui, se fait coiffer, s'habille et donne ses consultations jusqu'à 12h00. Après un repas copieux, à 13h00, il part à l'Ecole de santé, sinon il consulte en ville. Vers 18h00, il mange et à 19h00, il commence à réfléchir à son ouvrage qu'il écrit et aussi dicte. Il se couche à 22h30 tous les jours. Fumeur de pipe, il agrémente ses pensées de quelques verres de bière.
Boyer est un chirurgien réfléchi, adroit, sûr et habile, respectant les règles établies, les principes indispensables de sa discipline, d'un sang-froid indéniable. Il n'innove pas. Sans avoir inventé de méthode, il en modifie d'autres essentielles comme l'incision pour une fistule annale, l'emploi des injections pour une hydrocèle et l'extension continuelle en cas de fractures. Son diagnostic est juste, en particulier lorsqu'il faut déterminer la nécessité, ou non, d'une opération. Le malade et sa guérison sont sa priorité. Il ne prend pas de risque inutile. Ses méthodes et le matériel qu'il emploie sont simplifiés à l'extrême. Entre sa visite aux malades et son entrée dans l'amphithéâtre, il se plaît à s'asseoir sur une table en chêne, entouré de quelques élèves, et se laisse aller au plaisir de discourir avec un talent d'orateur insoupçonné et une verve intarissable (Dubois, 1853).
Après avoir été fait membre de la Légion d'honneur, Boyer est fait baron de l'Empire en 1810 (Boyer, 1810).
En 1811, il commence l'écriture de son *Traité des maladies chirurgicales et des opérations qui leur conviennent*. En 1814, cinq volumes sont publiés. La parution des six autres se poursuit jusqu'en 1826. Cette œuvre fondamentale est ce qu'il y

a de mieux pour l'époque dans le domaine de la chirurgie. Boyer y recueille toute son expérience et tout son savoir acquis au cours de ses nombreuses années d'exercice, et de labeur (Dubois, 1853).

Boyer apprécie les honneurs, mais ne les cherche pas. Sans les refuser, il n'y attache pas d'importance et n'associe jamais son nom à son titre de baron. Il ne fréquente pas le monde, ni les spectacles. A l'abdication de l'Empereur, lucide sur sa nouvelle condition, il se serait exclamé : *« Aujourd'hui, je perds ma dotation, 25 000 francs de traitement et en même temps, ma place de Premier chirurgien de l'Empereur. J'ai cinq chevaux, j'en vendrai trois, je garderai la voiture qui ne me coûte rien, je lirai ce soir un chapitre de Sénèque et je n'y penserai plus. »* Pourtant, après la fin de l'Empire, il devient le chirurgien consultant de Louis XVIII, de Charles X, puis de Louis-Philippe (Androutsos (b), 2003).

En 1832, la mort de sa femme lui cause une peine inaltérable. Il la rejoint le 25 novembre 1833. Il a alors soixante-seize ans.

Il ne confie à personne le soin de vendre ses livres et les vend lui-même à son domicile, parce que, dans un souci d'équité, il leur fixe un prix de vente qu'il estime juste et ne respecte pas celui des éditeurs. Généreux et altruiste, il donne aussi de l'argent à ses malades les plus pauvres pour les aider à repartir dans la vie (Dubois, 1853).

Comblé d'honneurs, il est élu membre de l'Académie royale de médecine, dans la section de chirurgie, en 1820, titulaire de la troisième chaire de clinique chirurgicale de la Charité en 1823, membre de l'Académie des sciences en 1825 et chirurgien en chef de l'hôpital de la Charité la même année.

Ses travaux en font un des précurseurs de l'urologie, cinquante années avant que cette discipline ne soit reconnue en tant que spécialité médicale indépendante, la première chaire d'urologie ayant été créée en 1870, à l'hôpital Necker, par Félix Guyon (Androutsos (a), 2003).

<u>Références bibliographiques</u> :

Androutsos Georges (a), « Alexis Boyer (1757-1833), éminent chirurgien et anatomiste, et l'étude des troubles mictionnels », in *Prog. Uro.*, 2003 ; 13 : 527-532.

Androutsos Georges (b), « Alexis Boyer (1757-1833), éminent chirurgien et anatomiste. La place de l'andrologie dans son œuvre. Varicocèle et hypospadias comme facteurs d'infécondité », in *Andrologie*, 2003 ; 13 (2) : 180-186.

Boyer Alexis, *Traité complet d'anatomie, description de toutes les parties du corps humain*, Migneret (éd.), Paris, tome I, 1810, 3ème édition.

Dubois F., « Eloge de M. Boyer lu à l'Académie de médecine, le 14 décembre 1852 », in *Mémoires de l'Académie impériale de médecine*, J.-B. Baillère (éd.), tome VII, Paris, 1853.

Dupont Michel, *Dictionnaire historique des médecins dans et hors de la médecine*, Larousse (éd.), Paris, 1999.

Ganière Paul, « Dubois Antoine (1756-1837), médecin », in *Revue du Souvenir napoléonien*, décembre 1988 ; 362 : 51-52.

Goudeaux Edmond, *Alexis Boyer (1757-1833), sa vie, son œuvre*, Jules Rousset (éd.), 1904.

https://fr.wikipedia.org, *Alexis Boyer*, 2010, pp. 1-2.

Annexe 3 : Dominique Larrey (1766-1842), chirurgien en chef de la Grande Armée en 1812.

« Je salue l'honneur et la loyauté qui passent »
(Wellington, Waterloo, 1815)

La *« Providence du soldat »*, surnom qu'il reçoit en Egypte, naît à Beaudéan, le 7 juillet 1766. A 14 ans, son père venant de décéder et sur la recommandation de l'abbé Grasset qui l'a pris en charge, il quitte le domicile familial. Il rejoint son oncle Alexis, chirurgien en chef de l'hôpital la Grave de Toulouse, qui lui enseigne la médecine pendant 6 ans, après avoir suivi une scolarité au collège de l'Esquille des Frères de la doctrine chrétienne (Vayre & Ferrandis, 2004). Il n'a pas 19 ans lorsqu'il devient prosecteur. Il vivait jusque-là en étant le répétiteur de ses amis étudiants. En 1785, il obtient le premier prix de la Société Saint-Joseph de la Grave et est désigné « professeur-élève » (Gourdol, 2010). Au concours d'aide-major, en 1786, il arrive majeur de sa promotion. Il soutient aussi, cette année-là, une thèse sur *La carie des os*. Il reçoit la médaille de vermeil de la cité de Toulouse (Vayre & Ferrandis, 2004). Désargenté, il gagne la capitale à pieds et suit les cours de Desault à l'Hôtel-Dieu. En 1787, il intègre l'Ecole navale de Brest, puis embarque sur la *Vigilante* le 4 octobre, après avoir obtenu un concours de chirurgien auxiliaire dans la marine royale où il est classé premier. C'est à bord de la *Vigilante* qu'il se soumet au concours de chirurgien-major où il est reçu sans aucune difficulté. De retour d'un voyage jusqu'à Terre-Neuve, l'équipage est au complet. Ses directives hygiéniques drastiques ont été respectées à la lettre. Il apprend à y travailler vite et bien, dans un local exigu. Sujet au mal de mer, il demande son licenciement de la marine (Marchioni, 2003 ; Vayre & Ferrandis, 2004). De nouveau à Paris, le 25 novembre 1788, il suit une fois de plus les cours de Desault et de Sabatier, ce qui l'amène à être reçu premier au concours d'aide-major de l'hôpital des Invalides en 1789. Il est écarté du poste au profit d'un autre qui a les faveurs du gouverneur. C'est à cette époque qu'il devient très ami avec Corvisart et Bichat. En 1789, il participe à la prise de la Bastille avec les étudiants de l'Ecole de chirurgie. En 1791, un second poste de chirurgien aide-major se libère aux Invalides. Sabatier, scandalisé par l'évincement de Larrey en 1789 au même poste, se démène pour aider son poulain à obtenir ce concours. Devenu chirurgien-major du district de Saint-André-des-Arts, il s'occupe de soulager les blessés du Champ-de-Mars. Paris devient invivable. Il part pour Brest où ses amis de la marine le pressent de reprendre du service. Arrivé au port, Sabatier, encore lui, lui écrit pour lui signaler qu'un poste gagnant-maîtrise est vacant, lui ouvrant les portes de l'enseignement. Larrey revient aussitôt dans la capitale. En avril 1792, il arrive à Strasbourg et rejoint l'armée de Kellermann au grade de chirurgien-major des hôpitaux, où, dans un premier temps sous les ordres de Percy, il parvient, par son courage, à occuper des fonctions similaires aux siennes (Dupont, 1999). En 1792, à la bataille de Spire, véritable baptême du feu, il applique sur le terrain, les préceptes de la chirurgie navale (http://www.cheminsdememoire.gouv.fr, sans date). Il réalise d'ailleurs sous le regard attentif de Coste, Sabatier et Parmentier, trois inspecteurs généraux du service de santé, une désarticulation de l'épaule sur l'un de ses blessés (Lemaire, 1992 et 2003). Pendant les périodes de repos, il transmet son savoir à d'autres médecins. Ainsi, crée-t-il un cours de perfectionnement d'anatomie et de chirurgie pratique, à Mayence en 1793, où il est nommé officiellement à la direction chirurgicale du service de santé de l'armée (Marchioni, 2003 ; Meylemans, 2010). Il invente 3 types d'aiguilles à suturer les plaies du cou et de la face qui lui valent de recevoir la médaille d'or de l'Académie de chirurgie. Il milite activement pour que le médecin se porte au devant du blessé. Sa conviction est profonde au point qu'il crée un corps de brancardier et d'ambulancier, mais aussi, une ambulance volante à cheval qui sillonne les champs de bataille dans toute l'Europe, à partir de 1793 (Lemaire, 1992 et 2003 ; Marchioni, 2003). C'est d'ailleurs la première fois qu'un chirurgien est aperçu au cœur des combats. Le 22 juin 1793, pour sa conduite héroïque au feu, Larrey est cité à l'ordre de l'armée. Il a rallié des déserteurs et a attaqué une position ennemie. Là, sous les balles adverses, il a délivré ses soins sur les blessés. Le 25 juillet, Danton, apprenant la victoire des forces françaises, rend hommage à Larrey pour les bons soins donnés dans des conditions si précaires et si dangereuses. Marchioni (2003) dit

de lui : *« Petit dormeur de tempérament, il opère souvent avec facilité jusqu'à 4 heures du matin et pourra pratiquer deux cents amputations vingt-quatre heures durant ! »* Extrêmement rigoureux en matière d'hygiène, il se frictionne tous les jours le corps d'eau vinaigrée.
En 1794, de retour à Paris, son système d'ambulances volantes est unanimement salué par la Comité de salut public. Il est promu au rang de chirurgien en chef de l'armée de Corse stationnée à Toulon (Vayre & Ferrandis, 2004). De retour à Paris, il doit en partir précipitamment pour éviter une possible arrestation. Il est reconnu qu'il a recueilli et soigné un prince autrichien sur le front, ce qui n'est pas acceptable aux yeux des représentants de la République naissante. Sauvé in extremis par un ami de son oncle qui siège au Comité, il rejoint donc Toulon sans tarder et c'est, dans cette ville, qu'il rencontre pour la première fois Bonaparte. Avant de partir, le 4 mars 1794, il a eu le temps de se marier.
Très vite, il se voit réorganiser le grand hôpital de Nice qui accueille les blessés de l'armée d'Italie. Son travail est alors salué par le Comité de salut public. Après une excursion en Espagne où le jeune médecin peut étudier les effets du froid de l'hiver sur les membres des soldats, il est rappelé à Toulon en 1795. Très vite inutile, il est muté sur Paris où il revient pour assister à l'accouchement de sa femme. L'enfant prénommé Félix-Hippolyte décède trois semaines après. Lors des émeutes de la capitale, Larrey commande aux ambulances attachées à l'armée (Marchioni, 2003). Le 3 juillet 1795, il est de nouveau affecté à la garnison de Toulon. Aussitôt, il organise un enseignement d'anatomie avec dissections sur cadavres avec lesquels il effectue des préparations anatomiques destinées à ses jeunes confrères. C'est à cette époque qu'il publie un *Mémoire sur l'anthrax* qui lui confère une certaine notoriété. Cette année-là, il devient professeur à l'Ecole de santé du Val-de-Grâce où il enseigne l'anatomie et la médecine opératoire (Gourdol (2010) affirme qu'il s'agit d'anatomie et de chirurgie militaire et qu'il est le premier nommé à cette nouvelle chaire), sous les ordres de Coste qui la dirige. Il a 30 ans. Il devient aussi chirurgien en chef de l'hôpital du Gros-Caillou et des Invalides (Dupont, 1999). A l'orée de l'année 1797, il est affecté à l'armée d'Italie et est présent à tous les combats de cette campagne. Napoléon

salue chaleureusement son dévouement et, surtout, l'esprit d'organisation que le médecin a insufflé au service de santé. Larrey y imagine des ambulances volantes rapides et légères, capables de se déplacer sur tout le front. Marchioni (2003) décrit l'ensemble avec précision : *« une équipe chirurgicale à cheval : 3 chirurgiens, 1 infirmier, tous montés, suivis de mulets de bât transportant du matériel médico-chirurgical à l'aller et les blessés au retour disposés dans des paniers rudimentaires. La forme définitive constitue la légion de l'ambulance à 3 divisions. L'une au centre du champ de bataille ou à l'avant-garde, dirigée directement par Larrey, la seconde à l'aile droite et la troisième à l'aile gauche. Chacune peut renforcer ses homologues en fonction de l'évolution des combats et de l'afflux des blessés. »* Le même auteur (2003) ajoute : *« Tout est prévu pour secourir le dixième des effectifs engagés. On compte au sein de chaque division 15 chirurgiens, 40 infirmiers dont 12 à cheval et 13 aides-soignants. Chaque infirmier à pied porte un sac en cuir à plusieurs compartiments contenant des appareils à pansement de réserve. Le chirurgien ou infirmier à cheval porte, au lieu des deux fontes pour les pistolets, deux sacoches et un portemanteau en cuir destinés à transporter les trousses d'instruments d'urgence et les premiers pansements. 25 conducteurs dont un maréchal-ferrant et un sellier complètent ce personnel d'une centaine de personnes par division. »* Chaque division comporte 12 véhicules à 2 ou à 4 roues.

C'est Larrey qui facilite la rencontre, en 1797, entre Bonaparte et Desaix dont il est un ami depuis l'armée du Rhin. Bonaparte satisfait de ses travaux lui demande d'inspecter les hôpitaux d'Italie du nord et de s'assurer du degré de compétence des jeunes chirurgiens de l'armée (Marchioni, 2003). En juin 1797, Dominique éradique une épidémie de typhus qui décime les équipages français par des mesures d'hygiène simples et strictes. Ayant rejoint Udine et l'armée de Masséna prête à en découdre avec les Autrichiens, il s'improvise vétérinaire et stoppe les avancées d'une épidémie de charbon chez les chevaux du contingent. A la fin de l'année, Larrey regagne Paris. Il y retrouve sa chaire au Val-de-Grâce (Marchioni, 2003).

Le 22 mars 1798, Larrey, en compagnie de Desgenettes, quitte Paris. Il vient d'être muté à l'armée d'Angleterre. Mais, la

diligence qui les transporte les emmène directement à Toulon où les deux hommes embarquent à bord de *L'Orient*, le vaisseau amiral d'une expédition vers l'Egypte fomentée par le général Bonaparte. Il y occupe naturellement le poste de chirurgien en chef du contingent militaire en partance. Sur le navire, le futur empereur crée deux commissions dont une des sciences et l'autre, des arts.
Le Directoire assure l'autonomie aux médecins de l'armée. Larrey n'en demandant pas plus écrit à son oncle qui lui communique la liste de 108 chirurgiens désireux de participer à l'expédition. Ils sont formés en urgence à l'hôpital militaire d'instruction de Toulon, puis au cours du voyage. Pour le matériel, le chirurgien met à contribution tous les corps de métier de la ville. Le 19 mai, les bateaux larguent les amarres. Les troupes débarquent sur la terre des pyramides dans la nuit du 1er au 2 juillet 1798. Arrivé à Alexandrie, Larrey organise aussitôt et, dans l'urgence, un hôpital de fortune. Avant de quitter la ville, en cela aidé de Bonaparte qui réquisitionne une villa à cet effet, il structure un vrai hôpital qui fonctionne à plein régime dès son ouverture (Marchioni, 2003). Souffrant de soif et de chaleur au milieu des soldats, son matériel volé par des Bédouins, Larrey et ses confrères traversent à pied, le désert les amenant aux portes du Caire en portant leur matériel sur le dos. Au cours du périple, ils rivalisent d'imagination pour aider les Français désespérés par l'excursion qui se révèle très dure. Lors de la bataille des Pyramides, Larrey organise un gigantesque hôpital dans la demeure fastueuse de Mourad Bey, défait. Il n'hésite pas à recommander certains de ses hommes, à demander des récompenses pour eux. Il opère 24 heures durant sans se reposer, sans s'alimenter, juste parce que ses hommes blessés ont besoin de lui. Sa réputation d'homme de cœur est alors connue dans toute l'armée. C'est aussi pendant cette campagne qu'il expérimente sa technique d'amputation par désarticulation de la tête d'humérus. Au Caire, il ouvre un hôpital dans le palais d'Ibrahim Bey pour les pauvres et les indigents, selon les préceptes d'Avicenne, l'illustre médecin arabe.
Pourtant, à la création de l'Institut d'Egypte, Larrey n'y siège pas. Les médecins de la section de physique et de science naturelle débattent, cherchent et émettent des mémoires faisant

la synthèse de leurs trouvailles. Les sujets portent notamment sur l'hygiène, l'alimentation ou les épidémies. Ainsi, en est-il de Larrey qui publie plusieurs traités qui établissent sa réputation scientifique jusqu'en France où ses travaux sont reconnus (Marchioni, 2003).
Larrey crée une école pour les jeunes chirurgiens de l'armée. Il y enseigne l'anatomie, la médecine opératoire et la chirurgie générale. Il combat le tétanos et la peste lors de l'expédition en Syrie. Il comprend alors toute l'importance de l'hygiène des troupes (Vayre & Ferrandis, 2004). Il réforme son ambulance volante. Les blessés sont donc évacués à dos de chameaux. Lors de la révolte du Caire, Larrey se dépense sans compter pour soigner les blessés et risque plusieurs fois sa vie pour cela. Il pleure de nombreux élèves et amis qui sont tués par les révoltés. Au départ de Bonaparte, il décide de rester avec Kléber pour soigner ses malades et ses blessés (Dupont, 1999). Mais, avant le départ du futur empereur, sous l'injonction de Larrey, le général décrète une équivalence de grade qui est une vraie révolution pour le service de santé. Les médecins de 1ère classe sont assimilés aux commandants et ceux de 2ème ou de 3ème classe, aux capitaines. Leur situation est régularisée par un brevet agrémenté d'une solde au sein de l'armée (Marchioni, 2003). Le 30 janvier 1799, les premiers cas de peste sont signalés. Larrey applique des mesures d'hygiène d'une rigueur extrême. A Jaffa, Larrey s'évertue à isoler les malades atteints de la mort noire et à appliquer des mesures d'hygiène sévères. Le 22 mars, lors du siège de Saint-Jean-d'Acre, il envoie une directive à tous les chirurgiens afin de définir une conduite unique pour lutter efficacement contre la peste qui fait des ravages dans l'armée française. Au cours de l'assaut, il est blessé une seconde fois et, malgré tout, il poursuit ses soins sur les remparts acclamés par le cœur des soldats (Marchioni, 2003).
Larrey est élu au sein de l'Institut, le 4 juillet 1799, dans la section de physique. Dans la même année, il publie son mémoire de 38 pages intitulé *Mémoire sur le tétanos traumatique* consécutif à l'observation des blessures engendrées par les projectiles turcs, qui fait grand bruit. En 1798, sans en être membre, il avait fait paraître son *Mémoire sur l'ophtalmie endémique en Egypte* qui avait déjà été consacré (Marchioni, 2003). En 1800, c'est au tour du *Mémoire sur la fièvre jaune,*

considérée comme complication des plaies d'armes à feu de paraître. Suivent *De hepatitis* et *L'atrophie des testicules*. Kléber le charge d'inspecter les hôpitaux du delta et de proposer de l'avancement aux médecins méritants, ce que Larrey s'empresse de faire. Le 21 mars 1801, à Canope, alors que le général Menou s'enlise contre les Anglais fraîchement débarqués, menacé par la charge d'un régiment de dragons, Larrey s'enfuit en portant le général Silly, qu'il vient d'amputer, sur son dos et parvient à le sauver. Alors qu'Alexandrie est assiégée par les Britanniques, une épidémie de scorbut apparaît. Les mesures alimentaires et hygiéniques préconisées par Larrey ont raison de tous les symptômes. Il déplore très peu de morts en définitive.

En 1801, il autopsie le corps de l'assassin de Kléber, l'embaume et le fait exposer au Musée d'histoire naturelle (Marchioni, 2003). Il aurait embaumé le corps de Kléber également (Vayre & Ferrandis, 2004). Lors de la reddition, Menou parvient à négocier, avec les Anglais, la conservation des archives, mémoires et collections amassées en Egypte, qu'il ramène en France (Beaucour, 1970). Larrey, notamment, conserve ses notes qu'il destine à publications dès son retour en France, ses collections de crânes et de momies (Marchioni, 2003). A son retour d'Egypte, Larrey fait connaître un mémoire sur *l'Ophtalmie endémique*. Il rencontre le futur Napoléon en mars 1802. Il lui présente, en souhaitant lui dédier, sa *Relation chirurgicale de l'expédition d'Orient* qu'ému, le Premier Consul reçoit et transmet aussitôt à son secrétaire en lui ordonnant de le publier dans la *Description d'Egypte* (Marchioni, 2003). Dans cet ouvrage, il publie aussi, en 1809, un traité intitulé *Mémoires et observations sur plusieurs maladies qui ont affecté les troupes de l'armée française pendant l'expédition d'Egypte et de Syrie et qui sont endémiques dans ces deux contrées* (*Etat moderne*, tome 1, pp. 427-524), et en 1812, une *Notice sur la conformation physique des Egyptiens et des différentes races qui existent en Egypte, suivie de quelques réflexions sur l'embaumement des momies* (*Etat moderne*, tome 2, pp. 1-6) (Viel & Fournier, 1999).

Le 10 mars 1803, la loi réformant la médecine, dont les principaux préceptes ont été dictés par Fourcroy, voit le jour.

Dominique a contribué dans une large mesure à son édification puisqu'il a participé aux travaux d'écritures.
En 1803, il soutient aussi sa thèse de médecine qui porte le titre *Des amputations des membres à la suite des coups de feu* (http://www.cheminsdememoire.gouv.fr, sans date). Il devient le premier docteur en chirurgie (Vayre & Ferrandis, 2004). Sa thèse connaît un tel succès qu'il s'empresse de l'offrir à Bonaparte.
En 1804, nouvelle promotion. Il est chirurgien en chef de la Garde impériale. Il opère en première ligne, au front, quel que soit le temps. Il est omniprésent (Dupont, 1999 ; Meylemans, 2010). Le 15 juillet 1804, il est fait officier de la Légion d'honneur par le futur Napoléon et est décoré en l'église des Invalides (Vayre & Ferrandis, 2004). Sur le plan littéraire, l'année est aussi prolifique. En effet, il publie *De elephantiasis*, *Du sarcocèle* et *Des plaies de poitrine*. Larrey est présent lors du sacre de Napoléon, le 2 décembre 1804. Le soir même, dans une note écrite, il prédit *« sa perte et la ruine de la France »* (Marchioni, 2003).
En 1805, à Ulm, à Echingen et à Austerlitz, tous les blessés sont opérés sur le terrain. A la veille d'Austerlitz, l'Empereur lui confie la direction de l'intégralité du service de santé de l'armée, Percy étant occupé à d'autres tâches. Le chirurgien risque plusieurs fois sa vie sur le champ de bataille. Les ambulances volantes sont d'une efficacité exceptionnelle. Cette même année, il devient inspecteur général du service de santé (Gourdol, 2010). A Vienne, il visite les hôpitaux et met en place des mesures d'hygiène très strictes pour éradiquer toutes les épidémies éventuelles.
A la fin février 1806, il est de retour à Paris. Il en profite pour publier une *Notice sur l'anévrisme* à la Société de l'Ecole de médecine, puis une *Notice sur les causes spontanées de l'hémorragie active artérielle* et enfin une *Notice sur une épilepsie cérébrale*. La même année, à Iéna, Larrey instaure la sélection des blessés en fonction de la gravité de leur état, mais mis en réserve avec la Garde impériale, il ne participe pas au combat pour la seule et unique fois de l'épopée napoléonienne (Vayre & Ferrandis, 2004). Cette année-là, il préside à la Société de médecine de Paris dont il est membre depuis sa fondation en 1796 (Vayre & Ferrandis, 2004 ; Gourdol, 2010).

En 1807, à Eylau, il effectue 800 amputations en trois jours (http://www.cheminsdememoire.gouv.fr, sans date). Trois jours durant, par un froid glacial, il opère sans jamais s'arrêter. Sur les 7 000 Français et 5 000 Russes opérés, 91% ont guéri. Il est élevé au rang de « commandant » de la Légion d'honneur (Marchioni, 2003). Napoléon lui remet ses insignes et son épée personnelle, directement sur le champ de bataille. En 1807, après la bataille de Friedland, c'est sur les conseils médicaux avisés de Larrey que Napoléon porte la conscription à 20 ans. De retour à Paris, Larrey reprend ses fonctions de chirurgien en chef de l'hôpital de la Garde. Il publie aussi un *Mémoire sur la gangrène sèche causée par le froid, ou gangrène de congélation* tiré de son expérience recueillie à Eylau. Arrivé en 1808, sur le sol espagnol, il organise les hôpitaux madrilènes, évalue les officiers de santé mis à disposition et ouvre une école de chirurgie accessible aux Espagnols également. Lors de la révolte de Madrid, les infirmiers espagnols veulent achever les blessés. Larrey s'interpose et empêche le massacre en armant ses blessés qui font feu sur les insurgés. Le chirurgien demande, par ailleurs, à Valladolid, la création d'un hôpital pour l'ennemi, ce qui constitue une première (Gourdol, 2010). En mars 1809, atteint de typhus, il doit s'aliter et, de fait, rentre à Paris (Vayre & Ferrandis, 2004). Le 18 septembre 1808, naît son deuxième fils, Félix-Hippolyte, qui aura un parcours médical similaire à son père, mais auprès de Napoléon III.
En mai de cette année-là, à Essling, il ampute le général Lannes qui décède 8 jours après. Très attaché à cet homme, Larrey accuse le coup. En juillet, à Wagram, il opère 1 200 blessés et pratique 300 amputations. 45 décèdent. Napoléon en fait un baron d'Empire et lui attribue une rente annuelle de 5 000 francs (Vayre & Ferrandis, 2004). Il utilise le froid pour anesthésier ses patients et entreprend de les évacuer aussitôt que possible pour éviter les infections de leurs plaies. Il écrit à sa femme cette année-là : *« Plus de 10 000 blessés sont passés dans nos ambulances, j'ai mis cinq jours et cinq nuits à opérer et à faire les pansements d'urgence...* (Lemaire, 1992 & 2003)» A la fin de 1809, il reprend ses fonctions au Gros-Caillou (Marchioni, 2003).
Au début de l'année 1812, Larrey publie ses *Mémoires* qu'il étoffe de nombreux récits à caractère strictement médical

(Marchioni, 2003). Il envoie son livre aux monarques européens qui l'en félicitent, à commencer par Napoléon qui est le premier à le recevoir.
Le 12 février 1812, sur décret de l'Empereur, il succède à Heurteloup au poste de chirurgien en chef de la Grande Armée. Le 2 avril, il est à Berlin. Aussitôt, il ouvre une école de chirurgie et de premiers soins afin de former rapidement les jeunes chirurgiens nouvellement arrivés au service de santé. Alors que la Grande Armée s'engage lentement en Russie, la pénurie se fait déjà terriblement ressentir dans le service du chirurgien. En août, Larrey est sévèrement tancé par Napoléon, pour la première fois, qui lui reproche la pénurie en matériel. Ne pouvant pas se défendre, le médecin décide de lui écrire et de se plaindre de l'intendance. Napoléon, quelques jours après, s'excuse et lui assure de son amitié. Habitué à être combatif et imaginatif, il brille particulièrement lors de cette campagne. Il ampute 200 hommes en un jour, lors de la bataille de la Moskova, dont une intervention est effectuée en moins de deux minutes. Pendant toute la durée de la campagne, il tient un journal d'une précision extrême (Dupont, 1999). A Moscou, pourtant, Napoléon lui reproche de ne pas avoir su *« administrer sa partie* (Lemaire, 1992 et 2003). *»* Malheureusement, tout manque. *« C'est à Larrey que revient le mérite d'avoir érigé en système le principe de tri et du classement des blessés par ordre d'urgence lors de leur arrivée massive* (Marchioni, 2003)... *»*, méthode de classement toujours en vigueur au XXe siècle au cours des deux conflits mondiaux notamment. Lorsqu'il quitte la capitale, Larrey doit, à regrets, laisser les malades et blessés intransportables à la garde de quelques chirurgiens. Harcelés, la retraite des soldats français ressemble plus à une débâcle. Après le passage épique de la Bérézina où il est près de mourir sans l'intervention des hommes de la Grande Armée, ayant fait le choix de sauver un maximum de matériel et de blessés, après être passé pour cette raison dans les derniers, Larrey rejoint Königsberg, le 21 décembre. Il est atteint de fièvre typhoïde. Grâce à de bons soins, il guérit. Le corps chirurgical de la Grande Armée est détruit à 66 % suite à la campagne de Russie. Tout est à reconstruire (Marchioni, 2003).

Alors qu'une place se libère à l'Institut, il choisit de laisser Percy y être élu à sa place. Il intervient personnellement auprès du tsar Alexandre Ier pour qu'il rende sa liberté à Desgenettes en 1813, après qu'il ait été capturé. Cette année-là, il parvient à sauver 2 632 jeunes soldats, nouvelles recrues, du peloton d'exécution ordonné par l'Empereur lui-même, alors qu'ils sont convaincus de blessures volontaires, ceci à Lützen et à Bautzen où il réalise ce qui est considéré comme la première expertise médico-légale (http://www.cheminsdememoire.gouv.fr, sans date). Larrey démontre au sein d'un jury de chirurgiens et d'officiers supérieurs, avec une telle conviction, qu'il s'agit de blessures involontaires par manque d'expérience, que Napoléon accepte de revenir sur sa décision (Vayre & Ferrandis, 2004). De mauvaise humeur, malgré tout, l'Empereur lui donne l'accolade à l'issue de cette affaire, mais, quelques jours plus tard, comprenant qu'il allait commettre un crime impardonnable, il fait envoyer au chirurgien de nombreux présents et lui octroie une pension de 3 000 francs (Marchioni, 2003). Enfin, les statistiques du service de santé affichées dans les *Mémoires* de Larrey sont exceptionnelles. En effet, il aurait sauvé 89 % de ses malades.

Lorsque Napoléon abdique, Larrey décide de l'accompagner en exil, mais l'Empereur refuse estimant qu'il sera plus utile auprès des soldats de la Garde (Vayre & Ferrandis, 2004). De fait, il occupe toujours ses fonctions au Gros-Caillou et en tant qu'inspecteur général du service de santé. Lorsque Napoléon revient en France, après s'être échappé, Larrey l'attend fidèlement. Pourtant, c'est Percy qu'il nomme au poste de chirurgien en chef de la Grande Armée (Marchioni, 2003). Blessé, Dominique refuse de suivre l'armée et se cloître chez lui. Pourtant, les arguments impériaux ont vite raison de lui. Il finit par rejoindre la Garde (Marchioni, 2003).

Au cours de la bataille de Waterloo, alors qu'il est au feu à récupérer et à soulager les blessés, Wellington l'aperçoit, et fait en sorte que la zone où le chirurgien se trouve ne soit plus menacée par les tirs de ses hommes. Blessé et capturé, il est à deux doigts d'être exécuté, mais, identifié, Blücher, reconnaissant que Larrey ait sauvé son fils en 1813, le raccompagne à Louvain (Dupont, 1999). Après une inspection

des hôpitaux de Bruxelles, il gagne Paris qu'il rejoint le 15 septembre 1815 (Vayre & Ferrandis, 2004).
Sous la Restauration, il devient chirurgien de la Garde royale après avoir été tout de même quelque peu inquiété (http://www.cheminsdememoire.gouv.fr, sans date). Il est démis de ses fonctions d'inspecteur général du service de santé. En 1815, il est question de le déchoir de son poste hospitalier, ce qui constitue une mesure très grave. Il rédige un rapport faisant le bilan de sa carrière qui est remis à la Commission d'examen qui doit statuer sur son sort (Marchioni, 2003). Il obtient gain de cause et est maintenu dans ses fonctions le 27 novembre 1815. Toutefois, il ne perçoit qu'une demi-solde. Il ne recouvre l'intégralité de sa pension qu'en 1818 (Marchioni, 2003). Il est élu à l'Académie royale de médecine, à sa création, en 1820, à l'Académie des sciences en 1829, 25 ans après sa première candidature, où il succède à Pelletan (Lemaire, 1992 et 2003).
De 1826 à 1836, il est professeur à l'Ecole militaire du Val-de-Grâce (Meylemans, 2010 ; Gourdol, 2010). En 1826, il voyage avec son fils en Irlande, en Angleterre, puis en Ecosse où il rencontre ses confrères britanniques qui l'accueillent avec joie et honneur (Marchioni, 2003).
Lors de la révolution de 1830, il est encore chirurgien en chef de l'hôpital du Gros-Caillou. Il soigne les blessés des émeutes de juillet 1830. Il s'interpose et refuse de livrer ses patients (Vayre & Ferrandis, 2004).
Il est promu chirurgien en chef de l'hôtel royal des Invalides en 1831, après avoir réintégré, sur l'ordre de Louis-Philippe, le Conseil de santé (Vayre & Ferrandis, 2004). En 1832, il restructure le service de santé belge à la demande du roi des Belges. En 1835, il lutte contre le choléra lors de l'épidémie qui prolifère à Marseille. Devenu autoritaire, impatient et intolérant, il est missionné à l'étranger pour l'éloigner, puis mis à la retraite en 1838 (Vayre & Ferrandis, 2004). Il en conçoit une profonde amertume. Il n'exerce plus alors qu'en privé (Meylemans, 2010). Affublé de son uniforme de Wagram, il est bien évidemment présent lorsque les cendres de Napoléon sont rapatriées en France, en 1840.
Le 25 juillet 1842, il décède à Lyon, alors qu'il revient d'une tournée d'inspection harassante des hôpitaux d'Algérie. Sa femme était morte quelques jours auparavant sans qu'il le sache.

Le 8 août 1850, est inaugurée au Val-de-Grâce, une statue de Dominique Larrey sculptée par David d'Angers (Vayre & Ferrandis, 2004). Une autre a été érigée à l'Académie nationale de médecine en 1856. Une troisième enfin existe à Tarbes. Ses cendres ont été transférées du Père-Lachaise aux Invalides, en 1992, selon Gourdol (2010). Son nom figure sur la 30ème colonne du pilier sud de l'Arc de Triomphe (Meylemans, 2010 ; Gourdol, 2010).
Il a été présent lors de toutes les campagnes de la Grande Armée : soit 25 campagnes, 200 affrontements, 40 batailles. Il a été blessé à six reprises au feu (Marchioni, 2003).
Humaniste confirmé, il ne compte pas son temps et n'économise jamais son énergie au service des blessés. Qu'ils soient amis ou ennemis d'ailleurs, peu lui importe. Napoléon le porte au plus haut dans son cœur et dans son estime. Il dit de lui, à Sainte-Hélène, avant de mourir, dans son testament où il lui lègue notamment la somme de 100 000 francs : *« C'est l'homme le plus vertueux que j'aie connu. Il a laissé dans mon esprit l'idée du véritable homme de bien* (Lemaire, 1992 & 2003 ; http://www.cheminsdememoire.gouv.fr, sans date). *»*
A Essling (1809), il n'hésite pas un seul instant à faire tuer ses propres chevaux pour en faire du bouillon qu'il donne à ses patients (Dupont, 1999).
Il n'a jamais été, à son grand regret, professeur à la Faculté de médecine de Paris, car, semble-t-il, Desgenettes et Percy ont fait en sorte de rendre ce pieux rêve inaccessible (Lemaire, 1992 & 2003). Il a postulé à cinq reprises pour des chaires diverses, mais ses candidatures ont toutes été rejetées. Il a essayé de créer deux écoles de chirurgie, une à Madrid et une à Varsovie. Les deux projets ont malheureusement avorté (Lemaire, 1992 et 2003).
Les soldats de la Grande Armée le vénèrent. Alors sur le point de mourir, ils le sauvent au passage de la Bérézina, l'accueillent aux bivouacs, le réchauffent et le nourrissent.
Larrey n'hésite pas à faire acte d'héroïsme. Comme en 1814, à la ferme d'Heurtebise où une ambulance sans protection est menacée par les cosaques, le médecin charge sabre au clair pour sauver 200 blessés (Vayre & Ferrandis, 2004).

Sa pratique de l'amputation lui aurait permis de sauver plus de 75 % de ses blessés, mais surtout a évité la propagation du tétanos (http://www.cheminsdememoire.gouv.fr, sans date).
Il s'est toujours insurgé contre la corruption chez les commissaires et au sein de l'administration du service de santé. Il n'hésitait pas à aller réveiller des généraux, la nuit, pour obtenir des fournitures et était craint parce qu'il ne faisait la cour à personne. Tout le monde savait que, s'il n'obtenait pas ce qu'il voulait, c'est-à-dire le mieux pour ses blessés, il irait tout droit chez l'Empereur pour faire valoir ses récriminations (Vayre & Ferrandis, 2004).
Dès l'âge de 19 ans, il a été initié à la franc-maçonnerie (Vayre & Ferrandis, 2004 ; Gourdol, 2010).
Il est membre associé des Académies de Vienne, Bruxelles, Munich, Iéna, Turin, Naples et Madrid. Ses livres ont été traduits en anglais, en allemand et en italien (Marchioni, 2003).

Références bibliographiques :
Beaucour Fernand, « L'Institut d'Egypte et ses travaux », in *Souvenir napoléonien*, http://www.napoleon.org, 1970, n° 255, pp. 11-13.
Dupont Michel, *Dictionnaire historique des médecins dans et hors de la médecine*, Larousse (éd.), Paris, 1999.
Gourdol Jean-Yves, « Baron Dominique Larrey (1766-1842), chirurgien militaire français, baron d'Empire », in *http://www.medarus.org*, 2010, pp. 1-16.
http://www.cheminsdememoire.gouv.fr, *Dominique Larrey (1766-1842)*, sans date, p. 1.
Lemaire Jean-François, *Napoléon et la médecine*, François Bourin (éd.), Paris, 1992.
Lemaire Jean-François, *La médecine napoléonienne*, Nouveau Monde/Fondation Napoléon (éd.), Paris, 2003.
Marchioni J., *Place à Monsieur Larrey, chirurgien de la Garde impériale*, Actes Sud (éd.), Arles, 2003.
Meylemans R., « Les grands noms de l'Empire », in *Ambulance 1809 de la Garde impériale*, http://ambulance1809-gardeimperiale.ibelgique.com, 2010, pp. 1-22.
Vayre P. & Ferrandis J.-J., « Dominique Larrey (1766-1842), chirurgien militaire, baron d'Empire. Des misères des batailles

aux ors des palais. », in *e-mémoires de l'Académie nationale de chirurgie*, 2004, 3 (1) : 37-46.
Viel Claude & Fournier Josette, « Voici deux cents ans : les pharmaciens et l'expédition d'Egypte », in *Revue d'histoire de la pharmacie*, 1999 ; 322 : 265-267.

Remerciements

Il n'est pas possible pour moi de commencer ces remerciements sans dire toute ma gratitude au Dr Philippe Pirnay, ancien président de l'Académie nationale de chirurgie dentaire et actuel président du Comité national odontologique d'éthique, pour m'avoir fait l'honneur immense d'accepter d'écrire la préface de cet ouvrage.

Je tiens à remercier M. Guy Cobolet pour son aide inestimable concernant l'iconographie de ce livre. Ma sympathie va également au commissaire priseur Maître Philippe Amigues d'Albi et à la Maison Osenat de ventes aux enchères de Paris.

L'agence RMN a également apporté une contribution non négligeable à cet ouvrage ainsi que le Musée du service de santé des armées ou encore la Fondation Napoléon. Il me faut aussi dire merci à M. Pierre Jounieaux et au Dr Robert Sire pour leurs travaux graphiques respectifs.

Je tiens à remercier mes amis de la Société napoléonienne internationale pour leur amitié et leur soutien depuis nos tous premiers contacts en 2006. Ils m'ont fait confiance. Je ne l'ai jamais oublié. Je pense en particulier au regretté Ben Weider, son ancien président, à Rowayda Guirguis, sa secrétaire, à Pascal Cazottes, à David Markham, son nouveau président. Je n'oublie pas le professeur Eduardo Garzón-Sobrado, actuel président de l'Instituto Napoleónico México-Francia, ni le professeur Alex Mikaberidze, actuel président de la Société napoléonienne de Géorgie.

Je tiens aussi à remercier et à féliciter le Dr Jean-François Lemaire pour son œuvre remarquable et admirable que j'ai bien souvent consultée. A ce médecin historien, je dis : *« Chapeau bas, Maître ! »*

Il m'est essentiel de remercier mes mentors, les professeurs Simon Bérénholc, François Resche, Michel Germain, le Dr Henri Lamendin et M. Thierry Feral à qui je dois tant et tant.

Sans oublier, tous ceux qui me soutiennent au quotidien dans mes travaux, voire qui y participent.
Je ne peux terminer sans dire tout l'amour que je porte à ma femme et à mes trois enfants qui illuminent ma vie comme autant de soleils.

Table des matières

Santé et Médecine

aux éditions L'Harmattan

Dernières parutions

MALADIES AUTO-IMMUNES
Quand notre système de défense nous trahit
Tron François
Le système immunitaire nous protège contre les virus, les bactéries et les parasites. Il peut parfois tourner ses armes contre l'organisme qu'il est censé défendre et y induire des lésions. Les maladies qui en résultent sont dites auto-immunes. Elles sont fréquentes et ensemble constituent la troisième cause de morbidité derrière les maladies cardiovasculaires et cancéreuses. Ce livre parcourt aussi les voies que la recherche emprunte pour corriger les désordres cellulaires et moléculaires observés au cours de chaque maladie auto-immune.
(Coll. Acteurs de la Science, 22.50 euros, 212 p.)
ISBN : 978-2-343-07769-7, ISBN EBOOK : 978-2-336-39806-8

LE DROIT DE LA GÉNÉTIQUE
À la recherche d'une branche du droit
Bricker Guillaume - Préface de Gérald Teboul
En matière de génie génétique, les questions éthiques et polémiques se multiplient à mesure que la technique évolue et embrasse de nombreux sujets : reproduction, OGM, tests génétiques, clonage... Le droit est-il suffisamment en avance pour y répondre ? Cet ouvrage permet de mieux connaître les règles et en assure la promotion, tout en mettant en garde contre les glissements éthiques. Il offre un panorama complet du cadre juridique applicable à la génétique. L'ensemble des textes permet de mieux comprendre les enjeux et quelquefois les limites de la législation.
(Coll. Le Droit aujourd'hui, 65.00 euros, 852 p.)
ISBN : 978-2-343-06705-6, ISBN EBOOK : 978-2-336-39860-0

BIOÉTHIQUE ET TRANSDISCIPLINARITÉ
Brelet Claudine, Patrick Curmi, Fatima Zhora Elkebir, Salwa Hamrouni, Mourad Merdaci - Préface de Christian Byk
Réflexion transdisciplinaire sur les rapports entre les sciences de l'homme et son environnement, cet ouvrage défend une bioéthique ouverte à la société civile. Il reflète les défis moraux auxquels sont maintenant confrontées les biotechnologies, depuis les OGM jusqu'à la PMA. Les chercheurs rappellent que la révolution biotechnologique peut et doit contribuer à améliorer la qualité de la vie, présente

et future. La bioéthique questionne finalement la nature même de l'être humain et offre la perspective d'un nouvel avenir.
(Coll. Cultures et Médecines, 17.00 euros, 154 p.)
ISBN : 978-2-343-07225-8, ISBN EBOOK : 978-2-336-39901-0

TRANSGRESSIONS DES FRONTIÈRES DU CORPS
La chirurgie esthétique
Mitz Vladimir
Les frontières de la chirurgie esthétique délimitent, avec difficulté, une spécialité chirurgicale qui est expansive. Cette chirurgie transgressive dérange les concepts philosophiques du «accepte-toi tel que tu es», elle bénéficie d'innovations tumultueuses telles les homogreffes du visage ou des membres, elle est constamment soumise à l'œil éveillé des médias. Cet ouvrage se propose d'en exposer les facettes en explorant ses mythes, ses bases conscientes et inconscientes et ses limites.
(Coll. Eidos série Retina, 16.50 euros, 156 p.)
ISBN : 978-2-343-07729-1, ISBN EBOOK : 978-2-336-39759-7

VERS LA CÉCITÉ
Un étrange parcours – Récit
Abbadie-Douce Paulette
Dans son précédent ouvrage « Voyage vers la cécité », l'auteur se penchait sur le choc éprouvé à l'annonce du verdict de cette maladie des yeux qui l'affecte : la « DMLA ». Dans ce nouvel ouvrage, elle nous dévoile d'étranges phénomènes qui l'assaillent et la troublent. À la suite de recherches, elle découvre avec stupéfaction que ces phénomènes sont une conséquence prévisible de la maladie des yeux qui l'affecte. Alors pourquoi ce silence autour de ces phénomènes reconnus par les spécialistes ?
(8.00 euros, 50 p.)
ISBN : 978-2-343-07608-9, ISBN EBOOK : 978-2-336-39792-4

MÉDECINE À TRAVERS LES SIÈCLES
Entre rencontres et découverte
Sous la direction de Xavier Riaud
Si la médecine et ses acteurs ont contribué incontestablement au bien-être de l'humanité, les dérives de quelques-uns ou les zones d'ombre amènent inévitablement à une discussion à propos de l'éthique qui doit la régir. Forts de ce postulat, les auteurs de cette collection ont souhaité décrire les avancées et les évolutions des sciences médicales.
(Coll. Médecine à travers les siècles, 19.00 euros, 182 p., Illustré en couleur)
ISBN : 978-2-343-07425-2, ISBN EBOOK : 978-2-336-39465-7

LA DÉPRESSION
Une pathologie à visage multiple
Lamessi Alain - Préfaces du docteur Thierry Malassiné
et du professeur Michel Dieudonné Vohito
Le présent ouvrage tente de présenter les multiples visages de la dépression. Pour cela, Alain Lamessi retrace la longue histoire de cette maladie qui n'a cessé de

se métamorphoser au fil des ans, avant de questionner la problématique de la classification. Passant ensuite en revue les facteurs, corrélats et autres théories, il lève un bout de voile sur la complexité de ce trouble de l'humeur, tout en faisant un détour dans ses spécificités africaines.
(26.50 euros, 270 p.)
ISBN : 978-2-343-06235-8, ISBN EBOOK : 978-2-336-39178-6

SCIENCE ET HUILES ESSENTIELLES
Baumann Alexandre
Les huiles essentielles sont fortes là où les médicaments sont faibles : maux de dos, maladies cardiovasculaires, infections chroniques, anxiété « ordinaire »... Cela est étayé par de nombreuses études scientifiques. Pourtant elles continuent à être vues comme de simples substances agréablement odorantes. Ce livre combat cette injustice en détaillant une centaine d'études scientifiques démontrant de réels effets thérapeutiques.
(17.50 euros, 172 p.)
ISBN : 978-2-343-07469-6, ISBN EBOOK : 978-2-336-39322-3

LA MALTRAITANCE DES PERSONNES ÂGÉES
L'envers du décor
Sauveur Yannick - Postface de Pascal Lardellier
Ce livre interroge les causes de la maltraitance des personnes âgées. L'auteur cible les responsabilités de l'État et la faiblesse des moyens mis au service des personnes âgées. Il offre ainsi une réflexion sur le jeunisme, l'âgisme et la société marchande. Fort de son expérience du milieu médicosocial, l'auteur apporte un éclairage original sur l'envers du décor, les personnels maltraités. De nombreux témoignages illustrent son propos.
(Coll. Des Hauts et Débats, 19.00 euros, 186 p.)
ISBN : 978-2-343-07283-8, ISBN EBOOK : 978-2-336-39357-5

ACCOMPAGNER LA VIE JUSQUE-LÀ
Feroumont Bernadette - Préface de Gabriel Ringlet
Ouvrir ce livre, c'est plonger dans l'univers de l'accompagnement de la fin de vie et comprendre combien des attitudes simples et spontanées peuvent compter pour le patient, l'entourage ou l'équipe soignante. Les récits parlent de tendresse et de moments heureux, mais aussi de tristesses, de colères, d'injustices. Ouvrir ce livre, c'est aussi découvrir que le temps nous rappelle l'urgence de savourer la vie : il nous invite à porter sur nos rencontres et nos gestes un regard intérieur qui leur donnera du sens.
(Coll. Encres de vie, 16.50 euros, 162 p.)
ISBN : 978-2-336-30839-5, ISBN EBOOK : 978-2-336-39254-7

LES ÎLES DÉSERTES
Avela Guilloux, Rébecca Stella
Léa a 9 ans. Un jour, elle découvre qu'elle est diabétique. À partir de ce moment-là, sa vie change, devient compliquée. Elle doit faire face à sa colère, ses propres peurs, à un traitement difficile, à des contraintes auxquelles elle ne s'attendait pas, aux réflexions pas toujours délicates de son entourage. Léa va devoir apprendre

à vivre avec ce diabète, cette « sale bête » qui l'accompagne désormais. Dans son imaginaire d'enfant, Léa devient Super Léa, une super-héroïne du quotidien, une dompteuse... La « sale bête » n'a qu'à bien se tenir ! «Écrite par deux mères d'enfants qui souffrent de ce mal, la pièce a des accents de vérité d'autant plus convaincants que le rôle de la fillette est endossé par Rébecca Stella, l'une des mamans qui est de surcroît une comédienne d'une subtile envergure.» (Pariscope). «Un joli spectacle.» (www.froggydelight.com)
(15.00 euros) ISBN : 978-2-336-2-97408

SE LIBÉRER D'UNE ADDICTION SANS DROGUE
Baclofène et boulimie : une expérience
Goffart Claude
Ce livre retrace l'itinéraire d'une «toxico de la bouffe», aidée dans son combat par l'usage du baclofène, molécule ancienne redécouverte par un professeur alcoolique. Elle s'avère efficace pour supprimer l'envie irrésistible qui mène à la bouteille mais semble aussi apte à aider les boulimiques. Décrit dans ces pages, ce traitement demande surtout de la ténacité et un travail sur soi attentif mené avec un thérapeute et en lien avec une association dédiée aux utilisateurs de ce traitement.
(20.50 euros, 198 p.)
ISBN : 978-2-343-06233-4, ISBN EBOOK : 978-2-336-38817-5

AUTISME
Le sacrifice invisible
Trajectoires des familles et regards croisés des professionnels
Jean-Bart Christiane
Malgré des évolutions positives dans l'accompagnement des enfants autistes, l'auteure sort de l'institution et va à la rencontre des familles. Retracer leurs trajectoires lui semble indispensable à la compréhension de l'environnement de l'enfant autiste. Il s'agit d'avoir une vision globale de l'enfant autiste, de prendre en compte tout ce qui influe sur lui dans des cadres comme l'institution qui le prend en charge, sa famille, l'école, son voisinage...
(Coll. Réseau Tessitures, 25.00 euros, 256 p.)
ISBN : 978-2-343-06565-6, ISBN EBOOK : 978-2-336-38662-1

FRAGMENTS POUR UNE HISTOIRE DE LA GÉRONTOLOGIE (Volume 1)
OAREIL
Ce livre raconte avec force anecdotes la naissance de l'action gérontologique : les errements, les oppositions et les luttes des acteurs qui ont ouvert cette voie nouvelle. Ce tome rassemble les entretiens individuels de ces femmes et hommes, pionniers chacun dans leur domaine. Ils narrent leurs parcours, leurs rencontres, la manière dont ils s'y sont pris pour construire pas à pas des actions, des services, des organisations sur des terrains en friche.
(Coll. La gérontologie en actes, 23.50 euros, 220 p.)
ISBN : 978-2-343-06908-1, ISBN EBOOK : 978-2-336-38920-2

L'Harmattan Italia
Via Degli Artisti 15; 10124 Torino
harmattan.italia@gmail.com

L'Harmattan Hongrie
Könyvesbolt ; Kossuth L. u. 14-16
1053 Budapest

L'Harmattan Kinshasa
185, avenue Nyangwe
Commune de Lingwala
Kinshasa, R.D. Congo
(00243) 998697603 ou (00243) 999229662

L'Harmattan Congo
67, av. E. P. Lumumba
Bât. – Congo Pharmacie (Bib. Nat.)
BP2874 Brazzaville
harmattan.congo@yahoo.fr

L'Harmattan Guinée
Almamya Rue KA 028, en face
du restaurant Le Cèdre
OKB agency BP 3470 Conakry
(00224) 657 20 85 08 / 664 28 91 96
harmattanguinee@yahoo.fr

L'Harmattan Mali
Rue 73, Porte 536, Niamakoro,
Cité Unicef, Bamako
Tél. 00 (223) 20205724 / +(223) 76378082
poudiougopaul@yahoo.fr
pp.harmattan@gmail.com

L'Harmattan Cameroun
BP 11486
Face à la SNI, immeuble Don Bosco
Yaoundé
(00237) 99 76 61 66
harmattancam@yahoo.fr

L'Harmattan Côte d'Ivoire
Résidence Karl / cité des arts
Abidjan-Cocody 03 BP 1588 Abidjan 03
(00225) 05 77 87 31
etien_nda@yahoo.fr

L'Harmattan Burkina
Penou Achille Some
Ouagadougou
(+226) 70 26 88 27

L'Harmattan Sénégal
10 VDN en face Mermoz, après le pont de Fann
BP 45034 Dakar Fann
33 825 98 58 / 33 860 9858
senharmattan@gmail.com / senlibraire@gmail.com
www.harmattansenegal.com

L'Harmattan Bénin
ISOR-BENIN
01 BP 359 COTONOU-RP
Quartier Gbèdjromèdé,
Rue Agbélenco, Lot 1247 I
Tél : 00 229 21 32 53 79
christian_dablaka123@yahoo.fr

Achevé d'imprimer par Corlet Numérique - 14110 Condé-sur-Noireau
N° d'Imprimeur : 129839 - Dépôt légal : juin 2016 - *Imprimé en France*

www.ingramcontent.com/pod-product-compliance
Lightning Source LLC
LaVergne TN
LVHW010936061026
849535LV00007B/2430